치매 환자와 가족 모두가 편해지는
인지증
케어 비결

치매 환자와 가족 모두가 편해지는

인지증 케어 비결

편자 | 야마구치 하루야스 / 다나카 유키코
저자 | 우치다병원 인지증 서포트팀

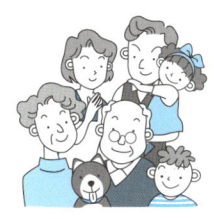

메디마크

[한역판을 출간하며]

"기억은 잃어버려도 인생을 잃은 것이 아니다."
희연병원 치매케어의 모토입니다.

 기억을 잃은 환자를 마치 인생을 잃은 사람처럼 대하는 우리 스태프들의 언행에서 '이건 아니다'라는 생각이 들었지만 질환에 기인한 것이라 달리 방법을 찾을 궁리조차 못하던 중, 기본과 본질을 생각하게 되어 '사람다운 생을 영위할 수 있는 방향'을 찾게 되었습니다.

 노멀라이제이션(Normalization)!

 인간 존엄성, 권리, 가치, 자유와 평등 보장과 함께 정상에 가까운 생활양식을 누릴 수 있도록 지지하고 응원해야 한다는, 가장 기초적이고도 단순한 논리를 생각하게 된 것입니다.

 불과 1년 전 치매 전용 병동인 '인지재활병동'을 개설해 환자분들이 보편적 삶을 추구할 수 있는 환경을 조성하고 "안 됩니다!", "하지 마세요!"라는 표현을 구사하지 않도록 스태프들을 훈련한 결과 이젠 환자분 모두 지혜가 그윽하고 인자한 표정과 함께 평안함을 되찾으셨습니다.
 하지만 스태프들이 기준 삼을 체계적인 이론서가 없어 교육과 훈련이 수시로 반복되었기에 지침서를 제작할 예정이었는데, 마침 우리 협회가 주최한 2015년 아시아만성기의료학회 치매 세션에서 일본 우치다병원 다나카 유키코 이사장님의 주제 발표를 감명 깊게 들을 수 있었고, 직접 편저한 본서를 귀중한 선물로 받게 되었습니다.

내용을 살펴보니 제가 원하던 바가 모두 수록되어 있어 흥분을 느끼며 유키코 이사장님께 한역판 출간을 요청했고 '한국 치매환자 가족이나 병원, 시설 관계자들에게 도움이 된다면 협조하겠다'고 흔쾌히 승낙해 주셔서 본서를 한글판으로 출간하게 되었습니다.

약국을 운영하며 올곧고 철두철미한 삶을 산 저의 아버지는 8년간 치매환자로 살면서 자식조차 기억하지 못하다 신의 부름을 받았습니다. 지금처럼 치매에 대한 이해의 폭이 넓었다면 우리 아버지의 마지막 삶의 질이 확연히 달라졌을 거라는 아쉬움이 너무 큽니다.

다시 한번 본서의 한역판 출간을 배려해 준 다나카 유키코 이사장님께 깊은 감사의 말씀을 올립니다. '누군가 해야 할 일이지만 아무나 할 수 없는 치매케어'를 묵묵히 수행하는 병원이나 시설 종사자, 치매환자에 대한 이해를 도와 손쉬운 케어를 제공할 수 있도록 해야 하는 가족, 무엇보다 인간다운 삶을 영위하며 삶의 질이 향상되어야 하는 환자에게 큰 도움이 될 것입니다.

도서출판 메디마크 정기국 대표님을 비롯한 관계자 여러분에게도 격려의 말씀드립니다.

본 한역판이 출간되기까지 우리 병원 스태프들의 역할도 무척 소중했습니다. 정확한 번역으로 의미 전달을 쉽게 도와준 한일 교류팀 박민희 계장, 양서희 계장, 국문학 전공 능력을 한껏 발휘해 준 재단사무국 이선영 양 그리고 표지 디자인을 맡아 준 황성구 디자이너에게도 격려를 빠뜨릴 수 없습니다.

　특히, 진료하랴, 아기 보랴 동분서주하며 감수를 맡아 노심초사해 주신 희연병원 이승연 신경1과장님께 고맙고 감사한 마음 전합니다.

2016년 7월
한국만성기의료협회 회장 김덕진

본서의 사용법

본서는 치매(이하 인지증) 환자 및 가족, 인지증 개호 관계 전문가를 위해 인지증과 함께 웃으며 살아가기 위한 '현장의 지혜'를 콤팩트하게 정리한 것입니다. 인지증 환자의 생활 전반을 돕기 위해 개호 · 의료 · 복지 등 다양한 분야에서 인지증 케어와 관련된 여러 직종의 전문가들이 오랜 세월에 걸쳐 쌓아온 지식과 경험을 바탕으로 열정을 담아 기술했습니다. 꼭 활용해 보세요. 본서의 특징은 다음과 같습니다.

● **보면 안다**

풍부한 일러스트와 도해를 통해 상황을 구체적으로 떠올릴 수 있습니다.

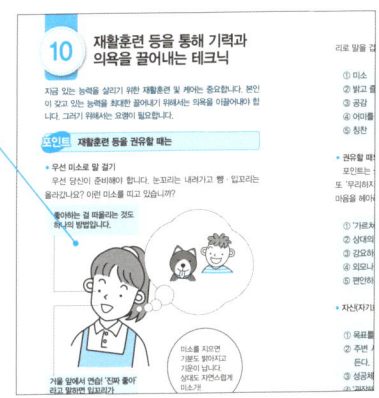

● **읽으면 안다**

포인트
항목에 관해 우선 이해해야 할 내용입니다.

자세히
더 구체적인 노하우를 제시하고 자세한 정보를 담았습니다.

플러스 +One 원
알아두면 편리한 지식입니다.

● **현장의 대처법과 생생한 목소리를 통해 배운다**

케어 현장에서
대성회(大誠会)에서 실제로 실시 중인 방법을 소개합니다.

케어 한마디
현장에서 얻은 인지증 환자 및 가족, 전문가의 생생한 목소리를 소개합니다.

◆목차◆

비쥬얼 인덱스 8

제1장 대체 인지증이란 무엇인가?

- **01** 대체 인지증이란 어떤 상태인가? 14
- **02** 인지증의 증상은 2종류로 나뉜다 16
- **03** 우리의 인지증 케어-대성회 스타일 18

제2장 인지증 환자와 함께 살아가는 비결

- **04** '질병이라는 자각이 없다'는 것이 인지증의 본질 22
- **05** 인지증 환자가 원하는 것 26
- **06** 인지증의 증상 및 상황에 따른 대응법이 있다 28
- **07** 인지증 환자와의 커뮤니케이션 비법 30
- **08** 공감을 통해 신뢰관계를 쌓기 위해서는 36
- **09** 즐거운 역할과 칭찬으로 의욕을 이끌어내자 40
- **10** 재활훈련 등을 통해 기력과 의욕을 끌어내는 테크닉 ... 44
- **11** 케어를 평가해 더 나은 케어로 발전시키려면 50

제3장 인지증 환자와의 더 나은 생활을 위해
- 일상생활 장애에 대한 대응

- **12** 인지기능이 저하되면 생활장애가 늘어난다 56
- **13** 생활장애에 대한 대응, 기본 5원칙 59
- **14** 생활리듬이 망가지면 64
- **15** 수면장애가 있을 경우 67
- **16** 화장실에서 배변을 잘 못하는 경우 70

- ⑰ 혼자 힘으로 이동하기 위해서는 — 74
- ⑱ 넘어지는 것을 방지하기 위해서는 — 78
- ⑲ '돈을 소지하고 싶다'고 하는 경우 — 86
- ⑳ 약을 먹지 않는 등의 경우 — 92
- ㉑ 몸가짐을 단정히 — 98
- ㉒ 옷 갈아입는 방법 — 101
- ㉓ 입욕(목욕)을 순조롭게 — 105
- ㉔ 식사 관련 어려움 — 110
- ㉕ 구강 케어로 몸 상태도 체크 — 114
- ㉖ 인지증을 예방하고 진행을 늦추자 — 116
- ㉗ 남은 기능을 유지하고 폐용을 방지 — 118

제4장 감정이나 행동 문제에 대한 대처
– 행동·심리증상(BPSD)에 대한 대응

- ㉘ BPSD는 케어의 영향이 크다 — 122
- ㉙ BPSD는 예방이 중요하다 — 124
- ㉚ 망상·귀가 희망 — 126
- ㉛ 환각 — 132
- ㉜ 우울증세 — 136
- ㉝ 불안·흥분·분노·비협조적 태도 — 142
- ㉞ 배회·무단 외출 — 150
- ㉟ 상동행동 — 155
- ㊱ 일탈행동 — 158
- ㊲ 성적 일탈행동 — 162
- ㊳ 수집 — 164

제 5 장 전문기관 및 서비스, 지역 서포트와의 연계

39 인지증의 경과(예방~증상발현~말기)와 각 시기에 적합한 전문기관 및 서비스 ······ 170
40 어디에서 상담하지? 힘든 때의 상담처 ······ 172
41 든든한 아군. 지역포괄지원센터와 인지증초기집중지원팀 ······ 174
42 개호보험 서비스를 이용하려면 ······ 176
43 전문의의 진단으로 이어지는 타이밍 ······ 179
44 갑작스러운 변화는 조기 진단으로 치료 가능한 경우도 ······ 182
45 진료 시에 본인의 상황을 잘 설명하려면 ······ 184
46 가족 모임이나 인지증 (오렌지) 카페에 참가하자! ······ 186
47 조기발현인지증에 대한 지원을 받으려면 ······ 188
48 운전면허에 관해 ······ 192
49 성년 후견제도 ······ 196
50 일상생활 자립지원사업 ······ 198
(51) 지역포괄케어시스템 ······ 200
(52) 인지증 환자가 역할을 갖는 자리를 만들자 ······ 202
(53) 지역에서 지켜보기 ······ 204

제 6 장 더 나은 케어를 위해

(54) 개호에 연소되지 않는 개호자가 되자 ······ 208
(55) 개호자가 자신의 능력을 믿고 성취감을 느낀다 ······ 212
(56) 이럴 때는 무리하지 말고 시설 입소를 생각하자 ······ 214
(57) 구속하지 않는 케어를 위해 ······ 216
(58) 늙고 감퇴할 권리 – 더 나은 이별을 위해 ······ 222

제7장 인지증 기초 지식

- 59 얼마나 많은 사람이 인지증에 걸리나? ····· 228
- 60 알츠하이머형 인지증 ····· 230
- 61 레비소체형 인지증 ····· 232
- 62 혈관성 인지증 ····· 234
- 63 전두측두형 인지증 ····· 236
- 64 경도인지장애(MCI) ····· 238
- 65 인지증 치료약 ····· 240

+Care Column

- 위마니튀드 ····· 39
- 퍼슨센타드케어 ····· 149
- 신체구속은 누구를 위한 것인가? ····· 218
- 구속하지 않는 케어에서 생기는 것 ····· 220
- 인지증 말기의 경관영양은 의학적 효과가 없다 ····· 226
- Happy end of life care ····· 243

[부록]

인지증 초기증상 11 항목 질문표 본인용 ····· 244
인지증 초기증상 11 항목 질문표 가족용 ····· 245

후기 ····· 246
색인 ····· 250
편저자 소개 ····· 254

비쥬얼 인덱스

▶▶▶ **인지증에 관한 소박한 의문**

Q 어떤 상태?
A 일상생활에 지장이 생기며, 혼자 사는데 도움이 필요한 상태입니다. ➡ P.14

Q 어떤 증상?
A 기억장애 등 인지증상과 가족 및 개호자를 힘들게 하는 행동·심리증상(BPSD)이 있습니다. ➡ P.16

Q 증상이 진행되나?
A 인지증상은 서서히 진행됩니다. ➡ P.28

BPSD는 케어로 예방·개선이 가능합니다. ➡ P.122, 124

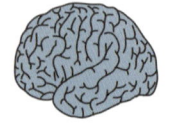
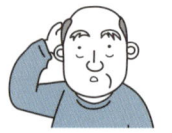

Q 예방할 수 있나?
A 발병과 진행을 늦출 수 있습니다. ➡ P.116, 118

Q 조기에 인지증을 발견하려면?
A 체크리스트가 있습니다. ➡ P.24, 244

Q 언제 전문의에게 진료를 받아야 하나?
A '이상하다'라고 생각되면 진료를 받아야 합니다. ➡ P.179, 182

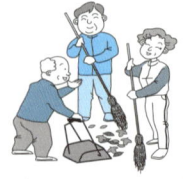

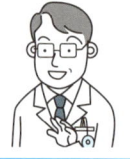

Q 약은 있나?
A 인지증상의 진행 속도를 늦추는 약과 BPSD를 개선하는 종류의 약이 있습니다. ➡ P.240

Q 어떤 종류의 인지증이 있나?
A 알츠하이머형 인지증, 레비소체형 인지증 등이 있습니다.
➡ P.230~239

Q 조기 인지증이란?
A 65세 미만에 발병하는 인지증입니다. ➡ P.188

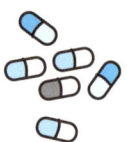
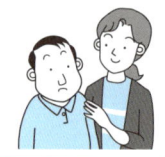

▶▶▶ **난감한 행동 및 증상에 대한 대처방법이 궁금해요!**

'돈을 도둑맞았다', '남편이 바람을 피운다'는 착각(망상)

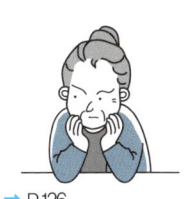

➡ P.126

'모르는 사람이 계속 곁에 있다'는 등 실제로 존재하지 않는 것이 보인다(환각).

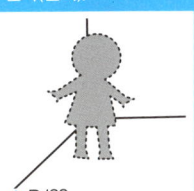

➡ P.132

집에 있는데 '집에 가고 싶다'고 호소한다(귀가 희망).

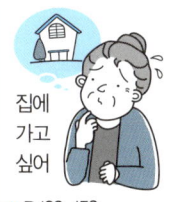

집에 가고 싶어

➡ P.129, 152

'아무것도 하기 싫다', '어차피 나 따위'라며 비관적이고 의욕이 없다(우울증세).

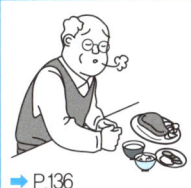

➡ P.136

가만히 있지 못하고 화내고, 날뛰고, 물건을 던진다(불안·흥분·분노).

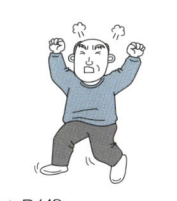

➡ P.142

배회·무단 외출

➡ P.150
➡ P.204(인지증을 배려하는 지역 만들기 네트워크)

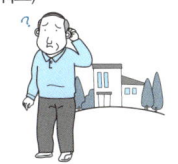

사람들 앞에서 탈의하거나 화장실이 아닌 곳에서 배설 또는 남의 물건을 훔친다(일탈행동).

➡ P.158

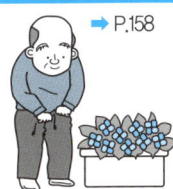

개호자의 가슴 등을 만지려고 한다(성적 일탈 행동).

➡ P.162

같은 곳을 맴도는 등 똑같은 행동을 반복(상동행동)

➡ P.155

빈 도시락 통이나 화장실 휴지 등을 모아 쌓아둔다(수집).

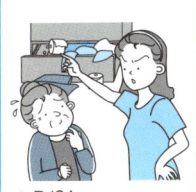

➡ P.164

9

▶▶▶ 일상생활 중에 발생하는 어려운 점이나 불안에 대한 대처법이 궁금해요!

커뮤니케이션
➡ P.30, 36, 40, 44
(의욕 향상)

생활 리듬 붕괴
➡ P.64

몸가짐, 옷 갈아입기
➡ P.98, 101

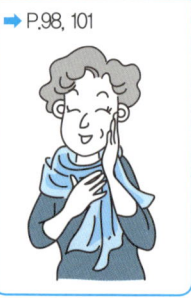

밤에 잠도 못 잘 정도의 수면 장애가 몇 차례 발생한다.
➡ P.67

식사, 구강 케어
➡ P.110, 114

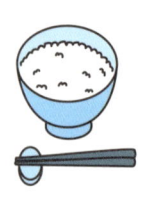

화장실에서의 배설장애, 노상방뇨 등
➡ P.70

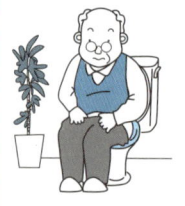

목욕을 안 하려고 한다.
➡ P.105

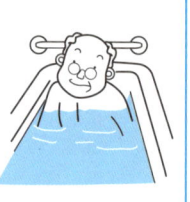

이동
➡ P.74

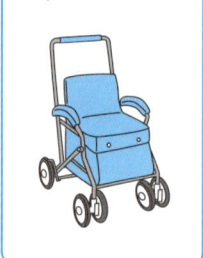

넘어짐
➡ P.78

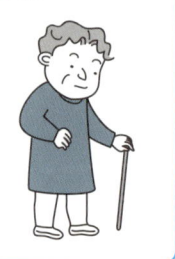

운전
➡ P.192

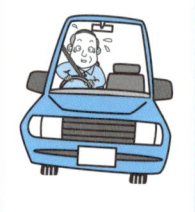

돈에 집착한다.	약을 안 먹으려고 한다.	서류 관리, 악덕 상술로부터의 보호
➡ P.86	➡ P.92	➡ P.196, 198

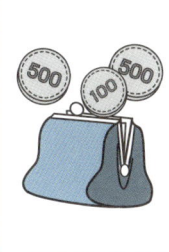 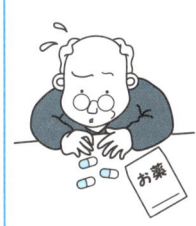 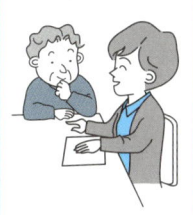

▶▶▶ **지치지 말자! 더 나은 개호를 위해**

상담한다.	서비스를 이용하자.	시설입소 타이밍
➡ P.172, 174	➡ P.176	➡ P.214

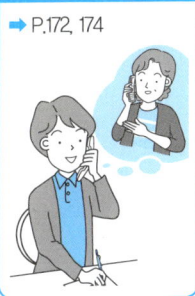 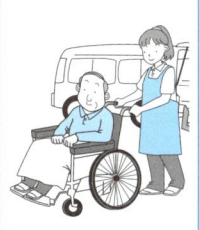 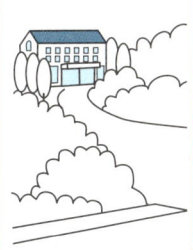

스스로에게 상을 주고 지나친 노력은 금물	가족 모임 등을 통해 고민을 나누자.	구속하지 않는 케어
➡ P.208	➡ P.186	➡ P.216

작은 목표로 성취감을!		그 사람다운 마지막
➡ P.212		➡ P.222

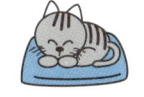 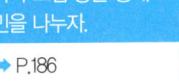 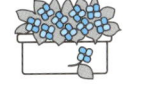

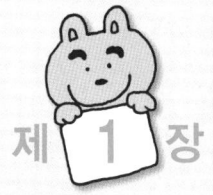

제 1 장

대체 인지증이란 무엇인가?

대체 인지증이란 어떤 상태인가?

우선 질문입니다. 다음 상태는 인지증일까요?

- 건망증이 있지만 장을 보러 가면 필요한 것을 필요한 만큼 살 수 있다.
- 혼자 전철이나 버스를 타고 여행할 수 있다.
- 건망증이 있지만 자각을 하고 있으며 메모 등으로 대처할 수 있다.
- 물건을 구매한 것을 깜빡하고 잊기는 하지만 금전관리가 가능하다.

대답은 'NO'입니다. 위의 상태라면 인지증이 아닙니다.

그럼 가까운 고령자를 떠올리면서 다음 11항목※ 중 몇 가지에 해당되는지 체크해보세요.

- ☐ 같은 내용을 몇 번씩 이야기하거나 물어본다.
- ☐ 사건의 전후 관계를 이해하지 못한다.
- ☐ 옷입기 등 주변을 잘 간수하지 못한다.
- ☐ 수도꼭지나 문을 잠그는 걸 잊거나 뒷정리를 잘 못한다.
- ☐ 동시에 2가지 작업을 하면 하나를 잊어버린다.
- ☐ 약을 제때 복용하지 못한다.
- ☐ 척척 해내던 집안일이나 작업을 어려워한다.
- ☐ 계획을 세우지 못한다.
- ☐ 복잡한 이야기를 이해하지 못한다.
- ☐ 관심사가 적어지고 의욕이 사라지며 취미활동 등을 그만둔다.
- ☐ 예전보다 자주 화를 내고 의심이 많아진다.

자, 몇 가지에 해당되나요?
이 질문 중에서 3가지 이상의 항목에 해당되면 인지증이 의심됩니다.

※인지증초기증상 11항목 질문표(→ P. 25)

단, 개호자가 객관적으로 체크한 경우입니다.

포인트 인지증은 혼자 생활하는 데 도움이 필요한 상태

위의 11항목을 보면 인지증에 걸리면 생활의 여러 면에 지장이 생긴다는 것을 알 수 있습니다.

'혼자 생활하는 데 도움이 필요한가'가 인지증의 판단 기준입니다.

인지증에 걸리면 이외에도 물건이나 돈을 보관한 것을 잊고 '도둑맞았다'고 하는 등 가족·개호자를 난감하게 하는 증상(행동·심리증상 : BPSD※)도 나타나게 됩니다.

자세히 인지증은 서서히 진행된다

어려운 말로 인지증을 '정의'하자면 인지증이란 '독립생활에 지원이 필요한 정도까지 인지기능이 저하된 상태로 의식장애 및 우울증 등의 정신질환이 배제된 경우'입니다.

인지증을 일으키는 원인으로는 알츠하이머형 인지증이 과반수 이상을 차지하고 다음으로 레비소체형 인지증 및 혈관성 인지증이 뒤를 잇고 있습니다(→ P.228).

인지증 증상은 혈관성 인지증을 제외하면 서서히 진행되고 발병 연령·원인(타입)·시기에 따라 다양하게 나타납니다.

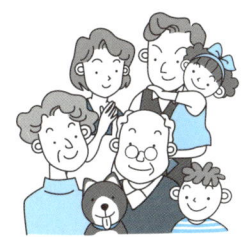

경도인지장애(mild cognitive impairment)
기억 등의 인지기능이 저하되기 시작했으나 일상생활 수행 능력이 보존된 상태. 정상과 인지증의 중간 상태를 경도인지장애(MCI)라고 합니다(→ P.238).

※Behavioral and Psychological Symptoms of Dementia의 약자.

인지증의 증상은 2종류로 나뉜다

인지증의 증상은 크게 인지증상(중핵증상)과 행동·심리증상(주변증상)으로 나뉩니다[※].

포인트 인지증상과 행동·심리증상(BPSD)이 있다

◉ 인지증의 증상과 생활장애

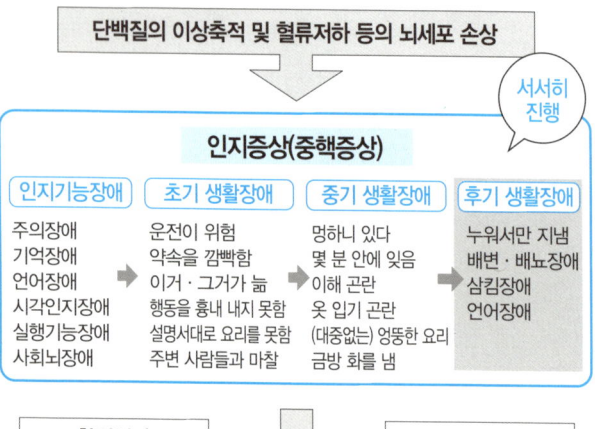

| 단백질의 이상축적 및 혈류저하 등의 뇌세포 손상 |

인지증상(중핵증상) (서서히 진행)

- **인지기능장애**: 주의장애, 기억장애, 언어장애, 시각인지장애, 실행기능장애, 사회뇌장애
- **초기 생활장애**: 운전이 위험, 약속을 깜빡함, 이거·그거가 늚, 행동을 흉내 내지 못함, 설명대로 요리를 못함, 주변 사람들과 마찰
- **중기 생활장애**: 멍하니 있다, 몇 분 안에 잊음, 이해 곤란, 옷 입기 곤란 (대중없는) 엉뚱한 요리, 금방 화를 냄
- **후기 생활장애**: 누워서만 지냄, 배변·배뇨장애, 삼킴장애, 언어장애

환경인자: 거주, 개호자 등 ↔ 개인인자: 성장, 직업력 등

행동·심리증상(BPSD)

- **행동증상: 관찰로 발견** 폭언·폭력 등 공격성, 비명(고함), 불안, 초조, 배회, 수집, 성적일탈, 따라다님, 사회적으로 부적절한 행동 등
- **심리증상: 본인의 호소로 발견** 불안, 우울, 환각, 오인, 망상 등

(개선이 가능)

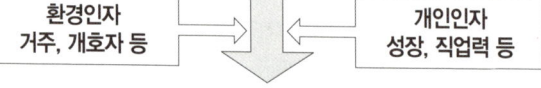

※행동·심리증상은 예전에는 주변증상이라 불렸습니다. 또한 인지증상과 행동·심리증상의 분류는 알츠하이머형 인지증 이외의 타입에서는 적용되지 않는 경우도 있습니다.

자세히 인지증상은 낫기 어려우나 BPSD는 개선할 수 있다

뇌세포 손상에 의해 발생하는 인지증상은 서서히 진행되어 치료가 어려운 반면 개호자가 힘들어 하는 BPSD는 환경의 영향을 강하게 받으므로 환경조정 및 케어 변경, 약제조정 등을 통해 개선될 수 있어 구분이 필요합니다.

자세히 개호자가 힘들어 하는 증상을 예방→적절히 대처→없앰

개호자가 애를 먹는 증상은 발병한 뒤 대응하는 것이 아니라 발병하기 전에 대처하는 즉 예방이 중요합니다. 본서에서 독자에게 가장 전하고 싶은 메시지 중 하나가 바로 'BPSD의 예방'입니다.

나을 수 없다고 인지증을 포기할 것이 아니라 BPSD를 예방하고 BPSD 증상이 나타나더라도 적절히 대처해서 이를 없애도록 하는 것이 즐거운 생활을 유지하는 데 중요합니다.

 BPSD에 관한 이해도를 확인!

자, 여기서 문제입니다.
[문제] 앞 항의 11항목 체크리스트 증상 중 BPSD는 무엇일까요?
[정답] '관심사나 의욕 저하'와 '쉽게 화낸' 2항목입니다.
이는 적절한 케어로 개선될 가능성이 있습니다.
정답을 맞췄다면 당신은 BPSD를 바르게 이해한 것입니다.

03 우리의 인지증 케어
– 대성회 스타일 –

본서에서는 '일상생활 수행의 어려움'을 안고 있는 인지증 환자와 그 가족의 '행복한 생활'을 어떻게 도울 수 있을지 케어의 비결을 소개합니다. 그 기본 이념은 '대성회 스타일'입니다. 우리는 다음을 중요하게 생각합니다.

❶ 미소로 고!

우선 '무엇을 하고 싶으세요?'라고 묻는 케어를 합니다. 그리고 '자신이 당해서 싫었던 건 절대 하지 않는다' 이 2가지를 철저히 지킵니다. 그것만으로 환자의 만족감은 높아지며 미소가 나오게 됩니다. 환자도 가족도 웃는 얼굴이 되며 우리도 기뻐서 웃음이 나옵니다. 미소가 넘치는 케어를 실시합니다.

❷ 행동·심리증상(BPSD)은 괴롭지 않다

케어의 포인트는 BPSD가 발병하지 않도록 하는 것입니다. BPSD가 발병한 뒤 대응하는 것이 아니라 BPSD가 발병하지 않도록 그 사람이 '뭘 원하는가'를 생각하며 케어합니다. 또 가족분들께 인지증을 이해시키는 것이 중요합니다. 이를 위해 가족 교육에 힘을 쏟고 있습니다.

❸ 구속하지 않는 케어

우리는 인지증 환자를 구속하지 않습니다. 링거 등의 의료적인 행위가 필요하다 하더라도 신체구속을 하지 않고 대응합니다. "그게 가능하냐?"고 물으신다면 가능합니다. 환자와 마음을 나누고 스태프 전원이 미소로 대응하며 계속 말을 걸어 가능한 고통 없이 치료합니다. 그렇게 함으로써 우리는 구속하지 않는 케어를 합니다.

❹ 그 사람밖에 할 수 없는 일을 케어와 재활훈련에 반영한다

인지증 환자가 능력을 발휘할 수 있도록 재활훈련·케어는 그 사람의 잠재되어 있는 능력을 끌어낼 수 있도록 미소를 지으며 격려하고 역할 분담 등을 시도합니다. 원래 밭일을 잘했던 분께는 텃밭에서의 재활훈련을, 서예를 잘했던 분은 서예 동호회 선생님에게 맡겨 자신감을 되찾을 수 있도록 합니다.

❺ 해피엔드 오브 라이프 케어 '마지막이 좋으면 다 좋다'

'마지막 한때를 여기서 보내서 다행이었다'고 느낄 수 있는 케어에 중점을 둡니다. 그룹 내의 모든 시설에서 간호를 합니다만 '그 사람이 마지막 페이지를 덮을 때 가장 만족할 수 있는 곳이 되자'라는 생각으로 케어를 합니다. 가족에게

있어 만족스러운 '죽음'은

모르나 '마지막까지 사람으로서 모두에게 존중받고, 사랑받다 떠났다'고 느낄 수 있는 케어를 합니다. 돌아가신 뒤에 가족들과 함께 탕관을 하고 가시는 분도 계십니다.

스태프들이 즐겁고 활기차게 자신감을 갖고 일에 임하지 않으면 좋은 케어는 할 수 없습니다. 우리는 사랑하는 이 땅에 '지역과 함께, 당신을 위해서'라는 신념으로 환자 여러분과 가족뿐만 아니라 지역 주민들, 자신의 가족들, 친구들 그리고 자기 자신을 소중히 하는 마음으로 인지증 환자분들의 케어에 임하고 있습니다.

이것이 사랑 넘치는 지역 만들기, 장애의 유무나 남녀노소에 상관없고 인지증에 걸린 사람에게도 친절한 공동체 만들기로 이어질 것이라 믿습니다.

제 2 장

인지증 환자와 함께 살아가는 비결

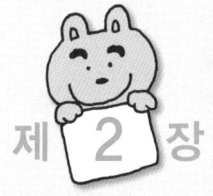

'질병이라는 자각이 없다'는 것이 인지증의 본질

인지증이라고 하면 기억 등 인지기능 저하만 떠올리기 쉬우나 사실 본질은 다른 데 있습니다. 그것은 질병에 대한 인식입니다.

포인트 인지증 환자에게는 질병에 대한 인식이 없다

질병에 대한 인식이란 자신의 장애를 객관적으로 파악하는 것, 인지기능 저하를 자각하는 것입니다. 인지증의 진행과 함께 질병에 대한 인식이 떨어져갑니다. 질병에 대한 인식이 없는 것이야말로 인지증의 본질이라는 것을 알게 되면 행동·심리증상(BPSD)를 예방할 수 있으며 개호가 편해집니다.

자세히 질병에 대한 인식 저하로 개호의 어려움이!

❶ 진료 거부

인지증이 발병하면 진료를 받기 싫어합니다. 건망증 클리닉에 오시는 분들 중 스스로 원해서가 아니라 가족들에게 '끌려왔다'고 대답한 경우의 대부분이 인지증을 보입니다. 가족은 힘들어하는데 본인은 '별일 없다'고 주장하는 게 인지증의 특징입니다.

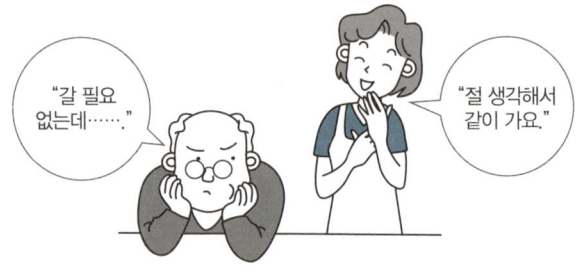

따라서 '인지증이니까 병원에 가자'고 해서는 승낙을 얻기 힘듭니다. '내가 걱정하니까 날 위해서 같이 가자'고 부탁을 한다면 승낙을 쉽게 얻을 수 있습니다.

❷ 이노성(쉽게 화냄)

인지증이 발병하면 실수가 잦아지기 때문에 가족들이 '정신 차려라'라는 등의 말을 자꾸 하게 됩니다. 하지만 본인은 질병에 대한 인식이 저하되어 있으므로 실수를 했다고 생각하지 못하고, 실수한 것을 금방 잊어버립니다. 그렇기 때문에 지적하면 화내는 반응을 보입니다.

즉 분노의 직접적인 원인은 본인에게 있는 것이 아니라 개호 가족에게 있는 것입니다.

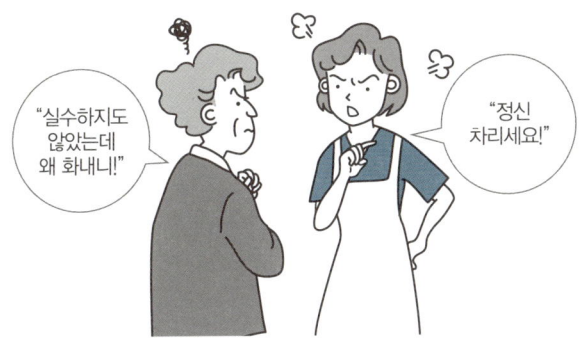

❸ 개호 서비스 거부

개호보험을 사용해 다양한 서비스를 제공하려고 해도 본인이 '별 문제 없다'고 생각하기 때문에 좀처럼 받아들이지 않습니다.

본인이 힘들어하는 부분을 찾아 일단 그것부터 지원함으로써 신뢰관계를 쌓고 서서히 서비스를 늘려갑니다. 싫어하는 일은 하지 않는 것이 원칙입니다.

자세히 체크리스트로 인지증을 확인

'인지증 초기증상 11항목 질문표(SED-11Q)'는 인지증을 발견하는 체크리스트입니다(→ P.14, 244). 3항목 이상 체크되면 인지증이 의심됩니다. 용지는 야마구치 하루야스 연구실의 홈페이지에서 다운로드할 수 있습니다.

이 평가용지에는 개호자용과 본인용이 있습니다. 이를 각자 체크해서 비교합니다. 그럼 경도 알츠하이머형 인지증의 경우 가족이 6~7항목을 체크하는 데 반해 본인은 2~3항목만 체크합니다. 이 가족 평가와 본인 평가의 차이가 질병에 대한 인식이 없음을 나타냅니다.

인지증이 진행될수록 질병에 대한 인식이 더 저하되는데 이것은 실수가 늘어나도 자각하지 못해 우울한 기분을 덜 느끼게 합니다.

⊙ 인지증 초기증상 11항목 질문표로 질병에 대한 인식을 알 수 있다.

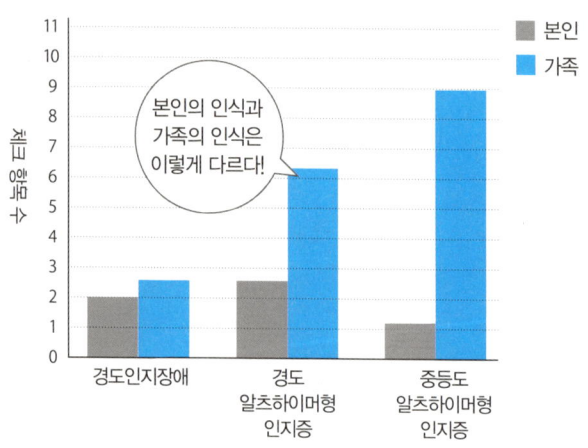

◉ 인지증 초기증상 11 항목 질문표 (SED-11Q)

개호자 기입

인지증 초기증상 11 질문표

기입일 :   년   월   일

환자분 성명 :   ID :

기입자 성명 :   ID :

기입 방법   가족 등·가족 등에게서 청취 대필

최근 한 달간의 상태를 생각해 보고 평소 생활에 미루어 판단했을 때 해당되는 항목에 O하십시오(단, 통증 등 신체적인 원인이 있을 경우는 제외합니다).

같은 이야기를 몇 번씩 하거나 반복해서 물어봄
사건의 전후 관계를 이해하지 못하게 됨
복장 등 주변을 잘 정리하지 못하게 됨
수도꼭지나 문을 잠그는 걸 잊거나 뒷정리를 잘 못하게 됨
동시에 2가지 작업을 하면 하나를 잊어버림
약을 관리하여 제 때 복용하지 못하게 됨
전에는 척척 해내던 집안일이나 작업을 어려워하게 됨
계획을 세우지 못하게 됨
복잡한 이야기를 이해하지 못함
관심사가 적어지고 의욕이 사라지며 취미활동 등을 그만둠
예전보다 자주 화를 내고 의심이 많아짐
인지증 초기증상 11질문표 합계 항목수

다음 2항목도 해당되면 O하십시오.

피해망상(돈을 도둑맞았다는 둥)이 있습니까?
환각(없는 걸 본다는 둥)이 있습니까?

본인 기입

질문표

기입일 :   년   월   일

성명 :   ID :

기입 방법   본인 기입·청취 대필

최근 자신의 한 달간의 상태를 생각해 보고 해당되는 데 O하십시오(단, 통증 등 신체적인 원인이 있을 경우는 제외합니다).

같은 이야기를 몇 번씩 하거나 물어봄
사건의 전후 관계를 이해하지 못하게 됨
복장 등 주변을 잘 간수하지 못하게 됨
수도꼭지나 문을 잠그는 길 잊거나 뒷정리를 잘 못하게 됨
동시에 2가지 작업을 하면 하나를 잊어버림
약을 관리하여 제 때 복용하지 못하게 됨
전에는 척척 해내던 집안일이나 작업을 어려워하게 됨
계획을 세우지 못하게 됨
복잡한 이야기를 이해하지 못함
관심사가 적어지고 의욕이 사라지며 취미활동 등을 그만둠
예전보다 자주 화를 내고 의심이 많아짐
합계 항목수

※http://www.orahoo.com/yamaguchi-h/에서 다운로드 가능
※P.244에 큰 도판 있음

05 인지증 환자가 원하는 것

인지증 환자가 생활 중에 원하는 것이 생긴다면 그것은 정상적인 사람과 다를 바가 있을까요? 기본적으로 사람이 원하는 것들은 인지증의 유무와 상관 없이 차이가 없습니다.

> **포인트** 인지증 환자가 원하는 5가지

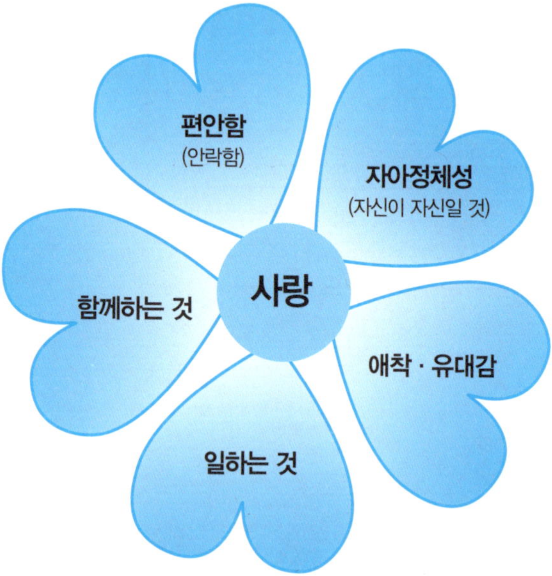

- 편안함 (안락함)
- 자아정체성 (자신이 자신일 것)
- 함께하는 것
- 사랑
- 애착·유대감
- 일하는 것

※미즈노 히로시『실천 퍼슨 센타드 케어』(월드플래닝, 2008)을 바탕으로 작성

우리는 보통 이 5가지 욕구를 스스로의 힘으로 충족시키거나 충족시키고자 노력하며 생활합니다. 그러나 인지증 환자는 자기 힘으로는 5가지 욕구를 채울 수 없습니다.

어떻게든 욕구를 충족하기 위해 노력하는 행위가 산만함 등의 행동(BPSD)으로 나타나는 것인지도 모릅니다.

자세히 욕구가 충족됐는가를 확인하는 포인트

❶ 편안함(안락함)
그 사람에게 편안한 시간이나 장소가 있습니까? 가끔은 혼자 있고 싶을 때도 있을 겁니다.

❷ 자아정체성(자신이 자신일 것)
그 사람이 어떤 인생을 살아왔는지 관심을 기울이고 있습니까?

❸ 함께하는 것
그 사람은 외로움을 느끼고 있지 않습니까?

❹ 애착, 유대감
그 사람의 보물(오래 쓴 도구, 고집하는 패션 등)을 존중하고 있습니까? 그 사람에게 소중한 사람이나 환경(가족, 친구, 애착을 갖는 지역)을 이해하고 있습니까?

❺ 일하는 것
그 사람이 맡은 역할이 있거나 삶의 보람을 느낄 수 있는 일이 있습니까? 컨퍼런스나 케어플랜에 본인의 의사·의향은 반영되어 있습니까?

자아정체성은 사람마다 다릅니다. '정체성'과 '사람다움'을 찾아 5가지 욕구가 충족되는지를 확인하며 케어의 기술을 연마해 갑시다.

인지증의 증상 및 상황에 따른 대응법이 있다

알츠하이머형 인지증의 진행은 아이의 발달과정을 역행하며 결국에는 아기의 인지 수준에 이르게 됩니다.

포인트 알츠하이머형 인지증은 단계적으로 진행됩니다

알츠하이머형 인지증의 경과를 나타내는 FAST※표가 있습니다. 특징은 대응되는 발달연령이 나타나 있다는 것입니다(많은 번역본에는 발달연령이 나타나 있지 않습니다).

인지기능은 경도 알츠하이머형 인지증(AD)인 경우 8세에서 사춘기 정도, 중등도인 경우 5~7세 정도입니다. 중도에서는 변실금 → 발화능력 상실 → 보행불능 → 앉기 불능 → 미소 상실 순으로 진행되는데 미소는 마지막까지 남으며 마지막까지 인식 가능합니다.

◉ 알츠하이머형 인지증의 일상생활 기능에 근거한 중증도 판정법(FAST)

단계	임상진단	특징	기능획득연령
1	정상성인	주관적으로나 객관적으로 기능장애 없음	성인
2	정상노화	건망증이나 작업 곤란을 호소, 기타 소견 없음	
3	경계역	직업상 복잡한 작업이 불가능	청년성인
4	경도 AD	파티 플래닝, 물건 구입, 금전 관리 등 일상생활에서의 복잡한 작업이 불가	8세~사춘기
5	중등도 AD	상황에 맞는 적절한 옷을 고르지 못함, 목욕을 시키려면 달래야 할 필요가 있음	5~7세
6a	심화된 중도 AD	혼자 힘으로 옷을 바른 순서로 입지 못함	5세
b		목욕하는 데 도움이 필요하며 목욕을 싫어함	4세
c		화장실 물을 내리는 걸 잊거나 닦는 걸 잊음	48개월
d		요실금	36~54개월
e		변실금	24~36개월
7a	중도 AD	어휘가 5개 이하로 감소함	15개월
b		'네' 등 어휘가 1개가 됨	12개월
c		보행기능 상실	12개월
d		앉은 상태를 유지하는 기능 상실	24~40주
e		미소 상실	8~16주
f		두부 고정 불가능, 최종적으로는 의식 소실	4~12주

Reisberg B: Geriattrics 41:30-46, 1986을 초역

※Functional Assessment Staging of Alzheimer's disease

자세히 증상의 진행과 대응 포인트

● 발병 시점에선 초등학교 3~4학년

알츠하이머형 인지증 환자는 발병한 시점에는 초등학교 3~4학년 정도의 인지기능이 있습니다. 이를 개호자가 이해하면 괜한 주의를 하거나 질타할 일이 줄어듭니다. 병식이 결여된 인지증 환자는 학습이 어려울 뿐 아니라 주의·질타하는 사람에 대해 적대감을 갖게 됩니다(인지증이 있어도 학습이 전혀 불가능한 것은 아니어서 잘 타이르고 칭찬하며 끈기 있게 학습시키는 것은 가능합니다.→ P.62). 몸은 어른이지만 인지기능은 아동 수준이라는 것을 이해하면 개호자가 화를 내는 건 무의미하다는 것을 이해할 수 있습니다.

● 유아화하지만 유아 취급은 엄금

인지기능은 유아 수준이라도 몸은 어른입니다. 유아어로 말을 거는 등의 태도는 기본적으로 삼가야 합니다. 한 사람의 인간으로서 그 존엄성을 지키는 케어가 필요합니다. 그것은 상대방을 사랑하는 마음입니다.

● 점점 아기가 되어가다 마지막엔 의식 소실

아기는 엄마라는 타자와의 접촉을 통해 인지기능을 발달시킵니다. 어머니가 말없이 케어를 하면 언어기능은 발달하지 않습니다. 운동기능이나 배설 습관도 어머니의 칭찬으로 발전합니다. 알츠하이머형 인지증은 발달과정을 역행하지만 어머니처럼 따뜻한 마음이 담긴 케어가 필요합니다.

FAST의 마지막 단계는 의식 소실입니다.

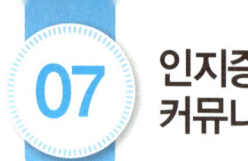

인지증 환자와의 커뮤니케이션 비법

'인지증 환자와 좀처럼 의사소통이 어렵다'고 느끼는 분들이 많으시겠죠. 하지만 몇 가지 테크닉을 사용하면 의외로 쉽게 의사소통을 할 수 있습니다.

포인트 인지증 환자의 감정이나 특징을 생각하면서!

고령자나 인지증 환자는 귀가 어두워지거나 눈이 침침해져 상황을 이해하는 데 시간이 걸리기 때문에 필요한 정보를 선택하기 어려워집니다. 그래서 '말을 건다'는 간단한 행위 속에도 몇 가지 단계를 만들어 의사소통을 원활히 할 필요가 있습니다.

인지증 환자의 케어는 '해 주는 케어'가 아닌 '그 사람의 도움을 받는 협동의 케어'라고 생각하십시오.

자세히 '말을 걸기' 위한 5가지 단계

(1) '당신'을 인식하게끔 한다.

(2) 눈을 마주친다.

(3) 말을 건다.

(4) 허락을 얻는다.

(5) 이해하려고 한다.

(1) '당신'을 인식하게끔 한다

① 당신의 몸을 그 사람의 정면으로 향합니다.

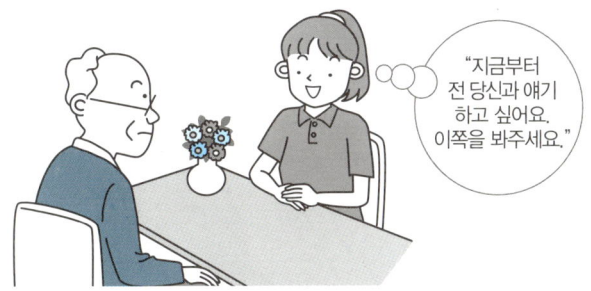

"지금부터 전 당신과 얘기하고 싶어요. 이쪽을 봐주세요."

② 미소를 짓고 '당신을 소중히 생각합니다'란 메시지를 전달합니다.

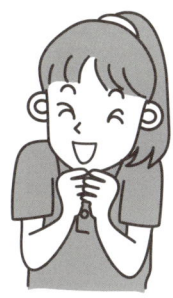

손짓을 섞어가며 알기 쉽도록

당신이 먼저 멋진 미소를 보여주세요. 사람의 뇌에는 거울뉴런이라 불리는 신경세포가 있어 눈을 통해 들어온 정보를 무의식적으로 흉내냅니다. 상대방도 자연스럽게 표정이 부드러워질 겁니다.

(2) **눈을 마주친다**

① 그 사람의 코 위치 정면에 당신의 코를 가져갑니다.

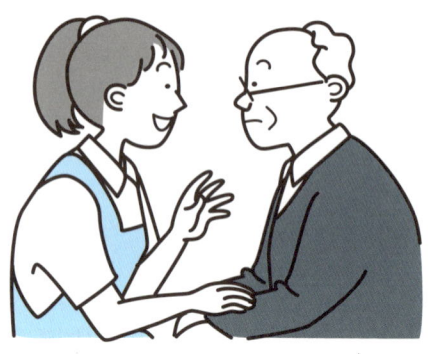

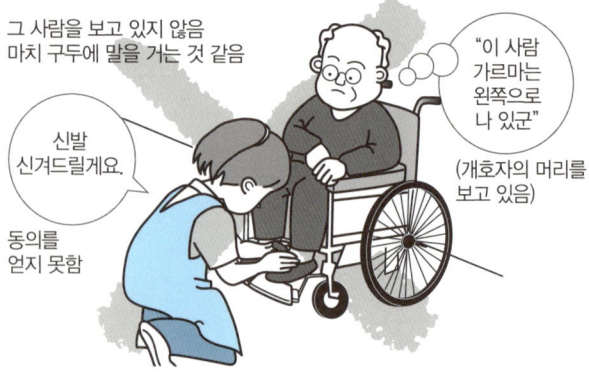

② 노안 등을 배려해 거리를 의식하십시오.

노안인 분들은 너무 가까이 가면 초점이 맞지 않아 잘 보이지 않습니다. 인지력이 저하되거나 시야가 좁아졌을 수 있으므로 그 사람의 인지력을 고려하여 적절한 장소, 거리에서 말을 거십시오.

(3) **말을 건다**

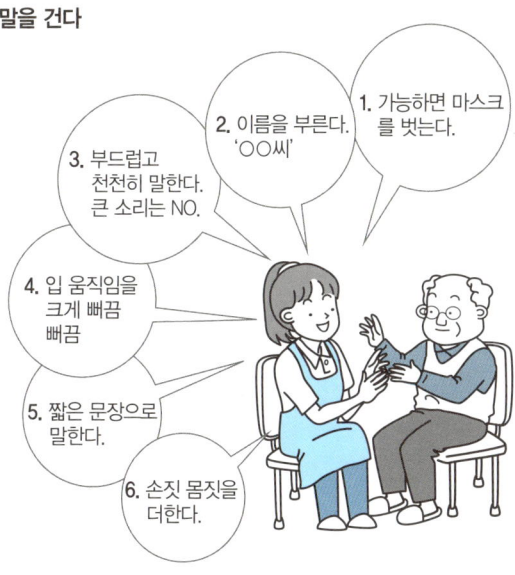

1. 가능하면 마스크를 벗는다.
2. 이름을 부른다. 'OO씨'
3. 부드럽고 천천히 말한다. 큰 소리는 NO.
4. 입 움직임을 크게 뻐끔 뻐끔
5. 짧은 문장으로 말한다.
6. 손짓 몸짓을 더한다.

'말을 건다'는 것 자체에 드는 시간은 고작 몇 십 초입니다. 길어도 1분이 안 걸릴 겁니다. 하지만 이 최초의 커뮤니케이션에 시간을 들이는지 아닌지가 이후 당신이 그 사람에게서 협력을 얻을 수 있을지 없을지를 결정합니다.

+One 퍼스널 스페이스

'이 이상 다가오지 말았으면 한다'고 느끼는 거리가 사람마다 있습니다. 너무 가까이 가면 안 되는 또 다른 이유는 퍼스널 스페이스를 지키기 위해서입니다.

친절을 베푼답시고 갑자기 다가가면 상대방이 '무슨 짓을 할지 모른다'고 여겨 경계심을 품을 수 있습니다. 퍼스널 스페이스는 인지증 진행에 따라 다르며 후기에는 20cm 정도입니다.

(4) **허락을 얻는다**

중요한 겁니다. 가령 이런 일이 있습니다.

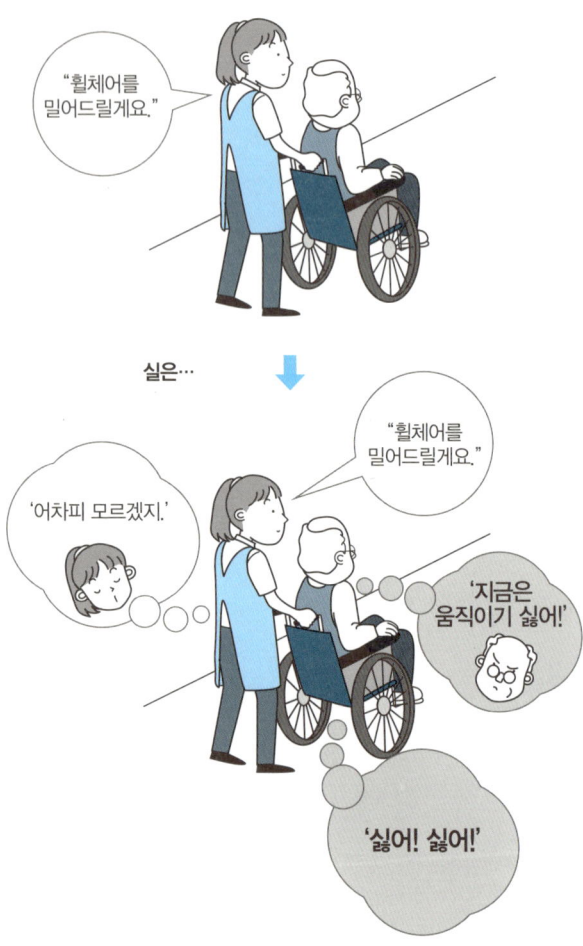

당신은 '다정하게 말을 걸고 이동했는데 왜?'라고 생각할지 몰라도 의향을 묻지도 않고 무시당한 상대로선 그 말은 아무 의미가 없습니다.

(5) 이해하려고 한다

눈과 눈을 확실히 마주보고 당신의 눈과 마음의 문을 열어 맞은편 사람의 마음의 문을 여십시오. 어느 한쪽의 마음의 문만 열려 있으면 대화도 마음도 통하지 않습니다. 서로의 마음을 열고 이해하려고 할 때 비로소 '의사소통'이 가능해집니다. 그리고 첫 커뮤니케이션을 했다고 할 수 있을 것입니다.

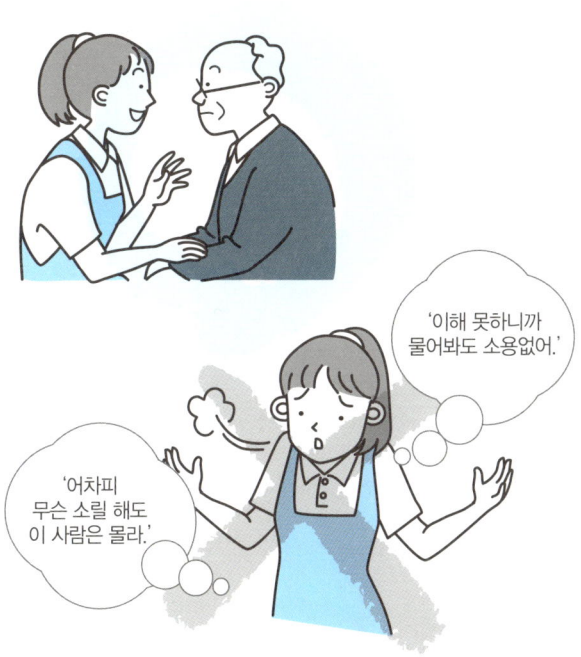

공감을 통해 신뢰관계를 쌓기 위해서는

더 나은 케어를 위해서는 신뢰관계를 빼놓을 수 없습니다. 신뢰관계를 쌓기 위한 방법의 하나로 밸리데이션이 있습니다. 밸리데이션은 미국의 소셜워커 나오미 페일이 개발한 인지증 환자의 상태를 개선하기 위한 커뮤니케이션 기법으로 인지증 환자의 경험이나 감정을 인정하고 공감하는 것입니다.

포인트 신뢰관계를 쌓기 위한 테크닉(밸리데이션)

① 상대의 태도나 표정, 호흡까지 흉내 낸다 (미러링).

② 상대방의 감정을 잘 음미하고 공감한다.

③ 공감하고 있다는 것이 상대방에게 충분히 전해지도록 서서히 상대와의 신뢰관계를 구축해간다.

④ 그 사람의 상태에 가장 적절한 기법을 조합해 격려한다.

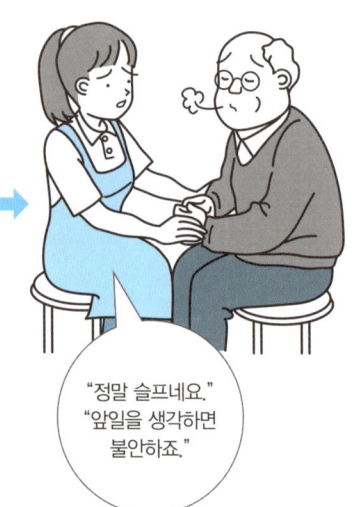

"정말 슬프네요."
"앞일을 생각하면 불안하죠."

자세히 공감과 이해로부터 신뢰관계를 쌓아가자

밸리데이션은 본인에 대한 철저한 공감과 이해로부터 시작됩니다. 본인의 태도에는 본인 나름의 의미가 있다고 생각하고 그 사람의 인생사부터 생각하는 것뿐만 아니라 태도와 표정, 목소리 톤, 호흡까지 흉내 내며 본인의 내적 세계에 깊이 들어감으로써 그 의미를 생각해야 합니다.

그리고 공감하고 있다는 것을 충분히 전달하고 신뢰관계를 쌓아나가며 본인의 인지증 진행 단계와 지금까지의 인생사를 비춰봐 가장 적합한 기법을 조합해 그 사람을 격려해나가야 합니다.

단계가 진행됨에 따라 언어적인 기법부터 비언어적인 기법을 사용하는 일이 많아집니다.

또 진행 단계에 얽매이지 말고 본인이 노래를 좋아한다면 초기 단계부터 노래를 부르는 기회를 마련하는 등 본인에게 맞는 기법을 반영하는 것도 중요합니다.

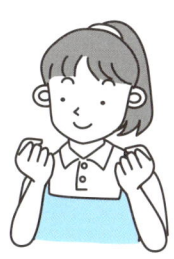

플러스 +One 원 무턱대고 격려하진 말자!

밸리데이션은 무작정 격려하는 것이 아니라 상대방에 대한 공감을 통해 신뢰관계를 구축하며 커뮤니케이션을 해나가는 것이 특징입니다.

우리가 케어를 함에 있어 이런 자세는 매우 중요합니다.

자세히 인지증 진행에 적합한 커뮤니케이션 기법

인지증의 진행 단계와 본인의 인생사에 가장 적합한 기법을 통해 커뮤니케이션을 꾀합니다.

진행 단계와 그 내용		적합한 기법
1 (초기)	**지식의 혼란** 인식력은 있으나 인생에 실망하고 있으며 타인에게 불안과 공포를 표출함.	언어적 기법 ↕ • 본인의 말투나 표현을 써서 반복하며 본인의 감정을 이해하고 공감한다. • 접촉하거나 필요 이상으로 친근하게 굴지 않는다.
2 (중기)	**일시, 계절 혼란** 지금이 언제인지 알 수 없어짐.	• '당신의 감정을 안다·이해한다' 등 공감하고 있다는 것을 충분히 전달한다. • 아이콘택트를 하며 필요에 따라 다정하게 신체 접촉을 한다.
3 (후기)	**반복 동작** 같은 동작을 반복함.	• 아이콘택트를 하며 다정하게 신체 접촉을 하며 대화한다. • 동작이나 태도를 흉내 내며 본인의 페이스에 맞춰 대화한다.
4 (말기)	**식물상태** 거의 움직이지 못하며 말하지 못하고 눈을 감고 있음.	• 다정하게 만지거나 머리를 쓰다듬고 노래를 부르는 등 감각적인 자극을 이용해 커뮤니케이션을 한다. ↕ 비언어적 기법

+Care Column 위마니튀드

위마니튀드(Humanitude; Human-Attitude)는 1980년에 이브 지네스트와 로제트 말레스코티에 의해 개발된 프랑스의 인지증 케어 이념과 기법입니다.

◉ 마지막까지 '사람일 것'

위마니튀드에 따르면 케어를 하는 사람들은 케어 대상자에게 '당신을 난 소중히 생각합니다'란 메시지를 늘 전해야 합니다(이는 연애의 비결이기도 하죠. 사람 사이의 인연을 만드는 것이 케어의 전제입니다). 그리고 다양한 기능이 저하되어 다른 사람에게 의존해야만 하는 상황이 되더라도 마지막 날까지 존엄을 지키고 살며 생애 내내 '인간다운' 존재일 수 있도록 돕는 것입니다.

그 근간에 있는 것이 ① 어떤 상태에서도 '사람일 것'을 추구하는 철학을 바탕으로, ② 인지증 환자에 관여할 때는 실천적인 이론과 테크닉을 사용할 것입니다.

특히 구체적인 테크닉이 제시되어 있는 점이 특징입니다. 예를 들면 '사람을 만질 때 5살 아동 이상의 힘을 써서는 안 된다' 등입니다. 이런 구체적인 기법은 지금까지 일본에서는 별로 사용되지 않았습니다.

위마니튀드에서는 '사람일 것' 즉 사회의 일원이기 위해서는 아래와 같은 사항이 필요하다고 보고 있습니다.

- 타자에게 주목 받을 것
- 타자와 얘기하고 커뮤니케이션을 할 것
- 타자와 신체적으로 접촉할 것
- 마지막 순간까지 가능한 자신의 발로 설 것

즐거운 역할과 칭찬으로 의욕을 이끌어내자

인간이 행동을 하려면 '내가 할 수 있겠다'는 기분, '자기효력감'이 필요합니다. 의욕을 일으키는 '뇌활성화 리허빌리테이션(재활) 5원칙'을 소개합니다.

포인트 | 우선 인지증 환자가 처한 상태를 안다

여러분은 어떤 때 즐겁다고 느끼시나요?

① 실패했을 때
② 실패를 지적 받았을 때
③ 혼났을 때
④ 무시당했을 때
⑤ 따돌림을 당했을 때
⑥ 하고 싶지 않은 일을 강요당했을 때
⑦ 역할을 빼앗겼을 때

– 하나같이 즐겁지 않겠죠.

위의 항목은 안타깝게도 인지증 환자가 자주 처하는 상태입니다. 인지증 환자는 자존심을 잃고, 실망하고, 불안에 빠집니다.

이러한 상황에 처한 인지증 환자가 의욕을 내게 하려면 어떻게 해야 할까요?

> **포인트** 의욕을 불러일으키는 뇌활성화 리허빌리테이션(재활)

◉ 뇌활성화 재활의 5원칙과 그 효용

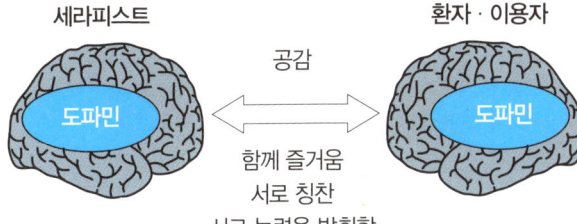

세라피스트 ⟷ 환자·이용자
공감
함께 즐거움
서로 칭찬
서로 능력을 발휘함

뇌활성화 재활의 5원칙

① 쾌자극 ➡ 미소, 기쁨, 보람
② 서로 칭찬 ➡ 양자 간의 의욕, 자기효력감
③ 커뮤니케이션 ➡ 안심
④ 역할 연기 ➡ 삶의 보람, 존엄
⑤ 실패 예방 지원 ➡ 성공체험, 의욕

효용

※ 잔존능력 활용
※ 생활력 향상
※ 행동·심리증상(BPSD) 감소
※ 인지기능 유지·저하 억제

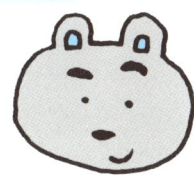

자세히 뇌활성화 재활의 5원칙

　재활(리허빌리테이션)이라면 상실된 인지기능을 높이는 것이 목적이라 생각되기 쉬우나 뇌활성화 재활은 잔존기능을 활용해 생활기능을 높여 행동·심리증상(BPSD)을 감소시키는 것을 목적으로 합니다. 어떤 재활훈련이나 일상 케어를 할 때 이 5원칙에 따르면 효과를 볼 가능성이 올라갑니다.

❶ 쾌자극
　즐거우면 의욕이 생깁니다. 즐겁지 않으면 의욕이 생기지 않습니다. 즐거운 재활·케어가 원칙입니다.

❷ 칭찬
　서로를 칭찬하고 칭찬받는 것이 뇌에 자극을 줘서 도파민이 방출되어 의욕이 올라갑니다.

❸ 커뮤니케이션
　미소가 미소를 낳는 쌍방향 커뮤니케이션이 안정감을 줍니다. 퍼슨센타드케어(→ P.149)도 위마니튀드(→ P.39)도 밸리데이션(→ P.36)도 이것이 기본입니다.

❹ 역할을 연기함
　일방적으로 케어를 받는 수동적 자세가 아닌 인지증 환자가 주체적으로 역할을 연기함으로써 보람을 느끼고 존엄성을 지킬 수 있습니다. 예를 들면 인지증 환자가 개호자의 어깨를 안마해 주는 등 타인을 기쁘게 해 주는 역할을 하면 본인의 자존감이 올라갑니다. 나아가 안마를 받은 개호자에게서 고맙다는 인사를 받으면 자존감이 더욱 높아질 뿐만 아니라 서로 미소 짓는 커뮤니케이션이 시작됩니다.

❺ **실패를 방지하는 지원(틀리지 않는 지원)**

실패하지 않도록 지원하는(에러레스 서포트)로 성공 체험을 쌓아 안심·미소를 늘립니다.

그룹으로 미소를

혼자서는 좀처럼 의욕이 나지 않는 인지증 환자도 몇 명이 소그룹으로 모여 있으면 자연스럽게 주변에 맞춰 활동성이 향상됩니다. 처음에는 그 자리에서만 하지만 점차 일상생활 속에서 동료의식이 싹트거나, 생활 속에서 걷는 일이 많아지거나, 미소가 많아지기도 합니다.

남편이 더 의욕적

알츠하이머형 인지증 환자 A씨는 플루트가 취미입니다. A씨가 사회활동에 참가해 보람을 느끼도록 음악요법에 주 2회, 남편이 함께 참가했습니다. 어느샌가 보호자 역할인 남편도 의욕이 생겨 "하모니카라면 불 수 있다!"며 참가하게 됐습니다. 참가자를 즐겁게 해 주는 것이 기쁘다며 남편이 더 의욕적으로 참가하게 됐죠. 역할을 가짐으로써 의욕이 올라간 겁니다.

재활훈련 등을 통해 기력과 의욕을 끌어내는 테크닉

지금 있는 능력을 살리기 위한 재활훈련 및 케어는 중요합니다. 본인이 갖고 있는 능력을 최대한 끌어내기 위해서는 의욕을 이끌어내야 합니다. 그러기 위해서는 요령이 필요합니다.

포인트 재활훈련 등을 권유할 때는

- **우선 미소로 말 걸기**

    우선 당신이 준비해야 합니다. 눈꼬리는 내려가고 뺨·입꼬리는 올라갔나요? 이런 미소를 띠고 있습니까?

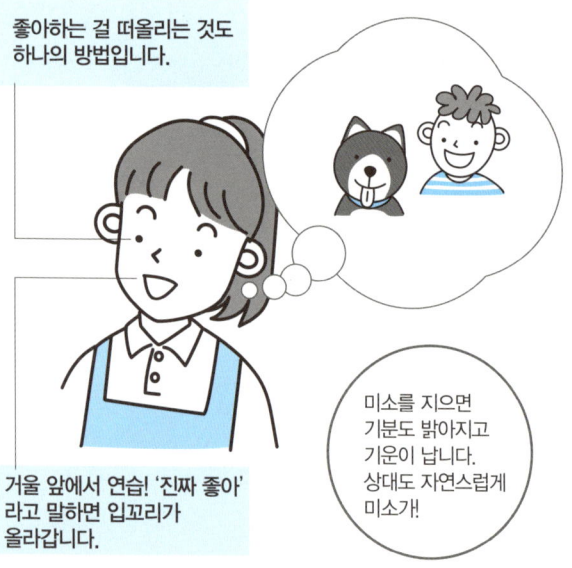

좋아하는 걸 떠올리는 것도 하나의 방법입니다.

거울 앞에서 연습! '진짜 좋아'라고 말하면 입꼬리가 올라갑니다.

미소를 지으면 기분도 밝아지고 기운이 납니다. 상대도 자연스럽게 미소가!

다정한 얼굴·미소와 목소리가 첫 번째 포인트입니다. 명령하는 것이 아니라 부탁하는 느낌으로 '당신이 있어줘서 난 기쁘다'는 목소리로 말을 겁시다.

① 미소
② 밝고 즐거운 분위기
③ 공감
④ 어미를 올려 긍정적으로 말 걸기
⑤ 칭찬

- **권유할 때의 마음가짐**
  포인트는 싫은 일은 절대 강요하지 않는 것입니다.
또 '무리하지 말고 중간에 싫어지면 금방 돌아가자'고 먼저 상대의 마음을 헤아리는 것도 요령입니다.

  ① '가르쳐주세요', '돕게 해 주세요'란 자세
  ② 상대의 이야기를 잘 들어주기
  ③ 강요하지 않기. 조금씩 협조해 주는 일을 늘리기
  ④ 외모나 몸가짐을 칭찬하기
  ⑤ 편안하게 느끼는 관계를 통해 신뢰관계가 깊어지기도 한다.

- **자신(자기효력감)을 칭찬해 의욕을 끌어내는 요령**

  ① 목표를 낮게 설정해 목표달성을 할 수 있도록 한다.
  ② 주변 사람들이 해내는 걸 보면 '나도 할 수 있다'는 마음이 든다.
  ③ 성공체험을 통해 자신감을 키워준다.
  ④ '굉장해요!' '멋져요!' '당신이 있어서 기뻐요' 등 말로 격려한다.
  ⑤ 자신이 어떻게 하고 싶은지 스스로 결정하게 한다(자기 결정).

자세히 의욕이 없는 사람에게 재활을 권유할 때는

당신 앞에 있는 사람은 어떤 상태인가요? 의욕이 느껴지지 않는 경우는 어떻게 대하는 게 좋을까요.

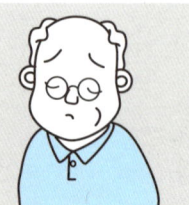

표정이 어둡다.
움직이려 하지 않는다.
비관적, 부정적, 의존적

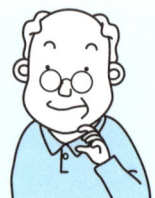

표정이 밝다. 활기
스스로 나서는 자세
긍정적 발언 의욕적
대화가 늘었다.

당신의 접근법을
좀 더 바꿔봅시다.
페이지의 1~5를
생각해 보세요.

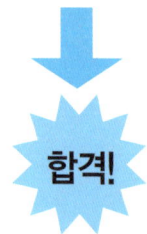

합격!

플러스 +One 원 통증이 재활훈련 거부의 이유인 경우도 있다

통증이 이유라면 통증을 경감시키기 위해 아픈 부위를 한동안 만져주거나 따뜻하게 해줘 봅시다. 또 관절을 부드럽게 움직여 보행 준비운동을 한 뒤 권유하는 것도 좋을 겁니다.

또 마사지나 몸을 따뜻하게 함으로써 '기분 좋다'고 느끼도록 하면 (쾌자극) 다음부터 재활훈련이 쉬워지는 경우도 있습니다.

자세히 '걷기 싫다(산책 가기 싫다)'는 사람을 권유하는 경우

부정형('못 걷겠다')을 쓰지 않는 것이 포인트입니다.

❶ 공감을 표한다.
'걷기 싫으시군요.'
'그럼 잠깐 여기서 얘기할까요?'
하면서 나란히 앉아 이야기를 합시다(고맙다고 느끼게 합시다).

❷ 이유를 찾는다.
'왜 걷기 싫으세요?'
'어떻게 하면 걸을 수 있을까요?'
라고 질문합니다.

❸ 이유에 공감합니다.
'무릎이 아프시군요', '통증이 사라지면 좋겠네요'
'걸을 수 있다면 좋겠네요'

※경우에 따라서는 걷는다는 화제에서 벗어날 필요도 있습니다.

❹ 협조를 요청한다.
통증 등이 이유가 아니라면
'절 도와서 같이 걸어주시면 좋겠어요'라고 권해 봅니다(고마움을 느꼈을 무렵을 가늠해 보상을 달라고 요청합니다).
통증이 이유라면 아픈 부위를 한동안 만져주거나 부드럽게 관절을 움직이거나 한 뒤 다시 권해 봅시다.

❺ 고맙다고 한다, 칭찬한다.
협조해 주면 눈을 맞추고 웃으면서 '고맙습니다, 정말 기뻐요'라고 인사를 합시다.

또 통증 등을 고려해도 걸을 능력이 있는데 '걷기 싫다'고 하는 분은 다음과 같이 대할 수 있습니다. '걷는다'는 단어를 쓰지 않는 게 포인트입니다.

① '걷기 싫으시군요. 그래요. 그렇구나'

② 옆에 앉아 '그러고 보니 지난번에 재미있는 얘기를 해주셔서 고마워요. 많이 배웠어요. ○○씨는 ○○를 열심히 해오셨군요'

③ '그런데 ○○씨한테 부탁(도움을 청할 일)이 있는데요, 도와주실 수 있을까요? 저쪽이에요. 같이 가요. 식사(간식 등)를 준비했으니 같이 가볼까요'

④ '○○씨 고마워요. 큰 도움이 됐어요. 또 얘기 들려주세요'

처음 이용하시는 분들의 경우 옆에 앉아 '잠깐 얘기를 들어주시겠어요?'라고 생활내력 · 특기 · 취미 · 직업 등의 이야기를 듣는 것부터 시작합니다.

플러스 +One 원 도저히 불가능한 경우는

컨디션이 좋지 않아 의기소침해 있는 경우도 있습니다. 강요하면 신뢰관계가 악화되므로 강요하지 말고 한 번 그 자리를 피해볼 수도 있습니다. 본인은 싫어했던 일을 잊는 경우도 있으므로 시간을 두고 다시 물어보면 잘 되는 경우가 있습니다.

케어를 하는 우리의 기운을 끌어내는 곳

대성회 그룹에는 직원을 위한 내러티브 스페이스(좋아하는 것을 장식하는 곳)이 있습니다. 직원계단에는 각 직원들에게 큰 힘을 주는 사진이 붙어 있습니다.

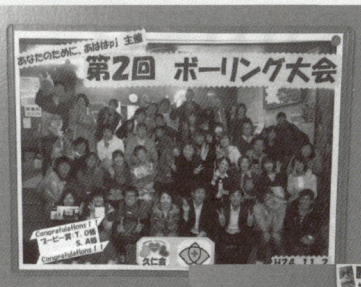

〈제2회 볼링 대회〉

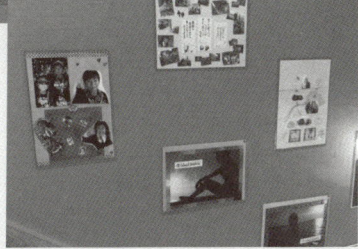

이 공간에서 기분을 전환하고 미소로 인지증 환자들을 대합니다.

미소 짓는 스태프가 다가가면 모두들 미소.

케어를 평가해 더 나은 케어로 발전시키려면

인지증 환자에 대한 케어가 잘 이뤄지고 있는지 효과나 성과를 평가하는 것이 더 나은 케어로 이어집니다. 인지증 케어는 역시 소용없다고 생각하고 있진 않나요?

포인트 케어플랜은 상황에 맞춰 바꿔간다

케어를 실시할 경우에는 케어 계획(케어플랜)을 세우는데 이는 세우기만 한다고 끝이 아닙니다. 케어를 실시해 효과나 성과를 평가하고 상황에 맞춰 변경·개선합니다. '이 방법이 잘 안 된다면 다른 방법으로'라는 식으로 인지증 케어는 '트라이&트라이 어게인'이 중요합니다.

⊙ 인지증 케어는 '트라이&트라이 어게인!'

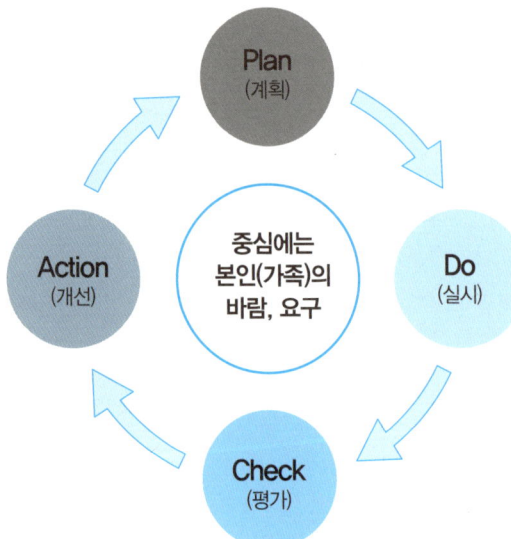

자세히 PDCA사이클을 이용해 케어를 개선

❶ P : Plan(계획)
인지증 환자나 가족이 어떻게 생활하고 있는지, 어떻게 하면 쾌적하게 생활할 수 있는지 바람이나 요구에 맞춰 구체적인 계획을 세웁니다.

❷ D : Do(실시)
세운 플랜을 실시합니다.

❸ C : Check(평가)
실시한 케어가 상대의 바람이나 요구에 맞는지, 효과를 올리고 있는지 평가합니다.

❹ A : Action(개선)
잘 진행되는 플랜은 계속하고 그렇지 않은 플랜은 개선책을 검토합니다. 잘 되는 경우도 그렇지 않은 경우도 '이유'가 무엇인지, 분석하는 것이 다음 케어로 이어집니다.

플러스 +One 원 케어의 만족도를 측정하여 더 나은 케어를

우리는 누군가와 커뮤니케이션을 할 때 상대의 반응을 살피며 말투를 바꾸거나 내용을 알기 쉽도록 바꾸기도 합니다. 어떤 분야의 일이든 일의 효과나 성과를 평가하고 때로는 궤도를 수정하는 것이 만족도 향상으로 이어집니다.

※ 케어 계획(케어플랜)은 케어 매니저가 세우는 것이 일반적이며 간호직의 경우는 간호계획, 개호직의 경우는 개호계획(간호, 개호 과정)이 됩니다.

자세히 인지증 케어를 평가해 효과를 측정하기 위해서는

더 나은 케어를 위해서는 지금 실시 중인 케어의 객관적인 평가가 필수불가결합니다.

'인지증 케어는 실제 사람이 대상이다. 물건처럼 제조 개수나 매출처럼 숫자로 평가되는 것이 아니다!'고 생각하는 분도 계실 겁니다. 하지만 스스로 '이렇게 했으면 좋겠다' '이건 싫다'고 확실히 의사표현을 하기가 어려운 인지증 환자들이 대상이기에 더욱 객관적으로 평가할 수 있는 지표를 평소 케어에 활용하는 것이 중요합니다.

● 인지증 환자의 좋은 상태(well-being)와 좋지 않은 상태(ill-being)

좋은 상태 지표	좋지 않은 상태 지표
• 표현할 수 있다. • 여유를 느낀다. • 주변 사람에 대한 배려 • 유머 • 창조적인 자기표현 • 기쁨의 표현 • 타인에게 뭔가를 해 주려고 함 • 스스로 사회와 접촉하는 것 • 애정을 표시하는 것 • 자존감 • 다양한 감정을 표현하는 것	• 실망했을 때 방치된 상태 • 강한 분노 • 슬플 때 방치된 상태 • 불안, 공포, 권태 • 힘 있는 타인에게 저항하는 것이 어려움 • 신체적인 불쾌감 • 몸의 긴장, 경직 • 동요, 흥분 • 무관심, 무감동 • 은둔 • 문화적 소외

출처 : 미즈노 히로시 『실천 퍼슨 센타드 케어』
(월드플래닝, 2008)을 바탕으로 작성.

평가 지표례(전문기관이 아니라도 측정할 수 있는 것)

① 신체 기능 평가

항목	체크 내용
영양	식사·수분섭취량, 섭취시간, 섭취상황, 체중증감
배설	배변·배뇨 상황(변비나 배뇨의 어려움 유무)
동작	기본적 일상생활동작(Barthel Index, BADL), 수단적 일상생활동작(IADL) 등

② 인지기능과 BPSD 평가

항목	체크 내용
평가 스케일 활용	개정 하세가와 간이지능평가 스케일, MMSE, DVD스케일 등을 이용 → 모든 항목을 실시하지 않더라도 일부분을 일상 회화 속에서 물어봄
생활 상태로부터	평소 하던 일도 못하게 됨(그 반대도), 수면 상황(수면시간, 생활리듬)

③ 퍼슨 센타드 케어가 실시되고 있는가

항목	체크 내용
인지증 케어 매핑	인지증 환자가 바라는 대로 실시되고 있는가, 매퍼라는 관찰자가 인지증 환자와 그 케어를 관찰해 현장에 피드백하는 것. 매퍼가 아니라도 앞 페이지의 좋은 상태와 좋지 않은 상태에 주목해 케어 지표로 삼는 것

제 3 장

인지증 환자와의 더 나은 생활을 위해
– 일상생활 장애에 대한 대응

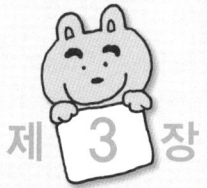

12 인지기능이 저하되면 생활장애가 늘어난다
(알츠하이머형 인지증을 중심으로)

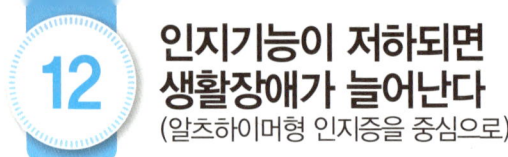

알츠하이머형 인지증에 걸리면 인지장애 진행과 함께 지금까지 가능했던 일상생활의 행동 및 동작을 서서히 못하게 됩니다.

포인트 알츠하이머형 인지증과 일상생활동작(ADL)

인지증이 진행되면 더 복잡한 수단적 일상생활 수행능력(Instrumental Activity of Daily Living; IADL)부터 어려워집니다.

현재 생활의 어떤 부분에 지장이 생겼는지 알면 본인의 인지증 진행 단계를 어느 정도 파악할 수 있습니다. 또 어떤 인지기능이 저하되어 있는지 추측 가능하며 적절한 케어로 연결할 수 있습니다.

오른쪽 페이지의 그림은 알츠하이머형 인지증에서의 인지기능 저하의 진행과 생활장애의 관계를 나타낸 것입니다.

또한 알츠하이머형 인지증 이외의 인지증일 경우는 오른쪽 페이지의 그림처럼 생활 장애 정도가 다릅니다. 예를 들어 레비소체형 인지증이면 보행 장애가 생기거나 혈관성 인지증이면 손상된 뇌 부위에 따라서는 일찍부터 기본적인 일상생활 수행능력(Basic Activity of Daily Living; BADL)이 저하되는 경우도 있습니다.

◉ 인지증의 진행과 어려워져 가는 일상생활동작(ADL)

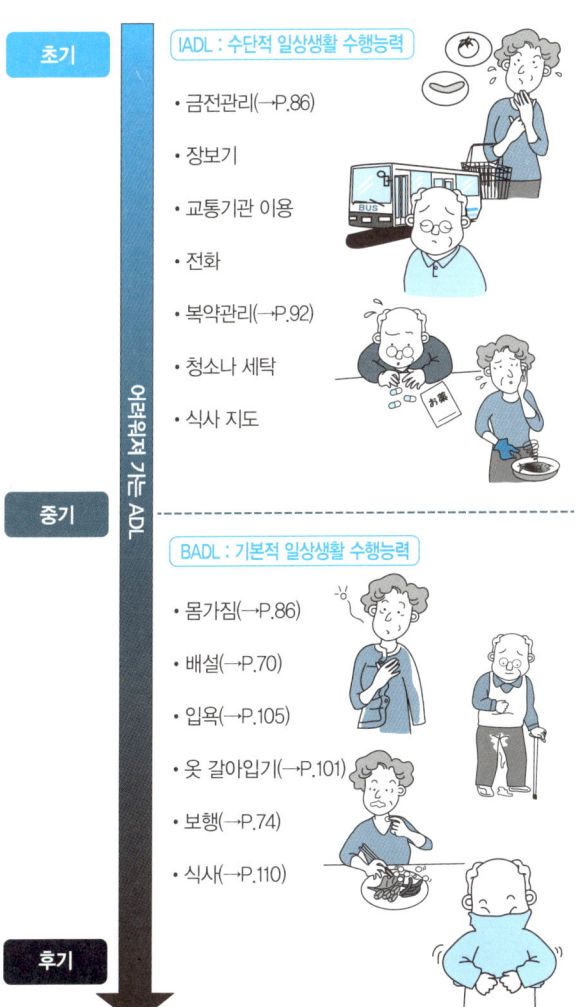

초기	IADL : 수단적 일상활 수행능력
	· 금전관리(→P.86)
	· 장보기
	· 교통기관 이용
	· 전화
	· 복약관리(→P.92)
	· 청소나 세탁
	· 식사 지도
중기	BADL : 기본적 일상생활 수행능력
	· 몸가짐(→P.86)
	· 배설(→P.70)
	· 입욕(→P.105)
	· 옷 갈아입기(→P.101)
	· 보행(→P.74)
	· 식사(→P.110)
후기	

어려워져 가는 ADL

※각 ADL의 항목 순서는 수행이 어려워지는 순서가 아닙니다. 어느 항목부터 수행이 어려워지는가 하는 것은 개인차가 있습니다.

자세히 생활상의 행동 및 동작에 관해: BADL과 IADL

생활상의 행동 및 동작은 크게 2가지로 나뉩니다. 하나는 보행과 이동, 식사, 옷 갈아입기, 입욕, 배설, 몸가짐 등 기본적인 동작(BADL)입니다.

◉ 기본적 일상생활동작(BADL)

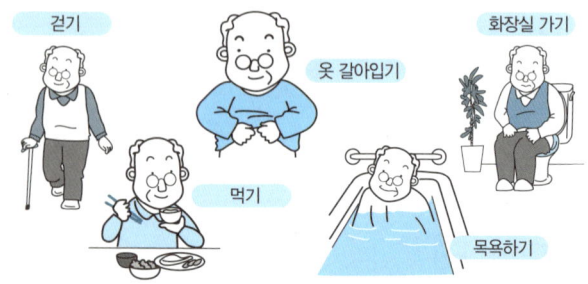

다른 하나는 교통기관을 이용한 이동, 장보기, 식사 지도, 빨래 및 청소 등의 집안일, 전화, 복약관리, 금전관리 등 어떤 도구나 수단을 사용하는 수단적 일상활동동작(IADL)입니다.

◉ 수단적 일상생활동작(IADL)

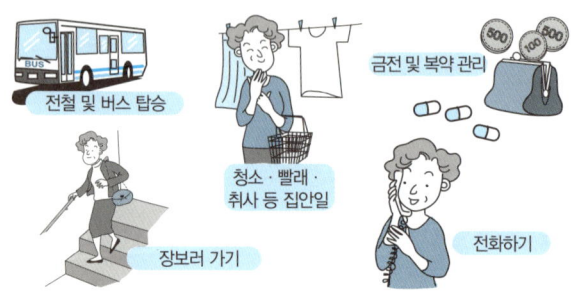

13 생활장애에 대한 대응, 기본 5원칙

기억장애 및 실행기능장애(계획을 세우지 못함) 등의 인지장애가 생활장애를 유발합니다. 그리고 인지장애는 서서히 진행됩니다. 이 장에서는 남은 인지기능으로도 편하게 생활하는 비결, 남은 기능을 끌어내는 요령을 제시합니다. 우선 기본 원칙을 알아봅시다.

포인트 | 생활장애에 대한 대응의 기본 원칙

- **원칙1 : 병의 시기에 따라 대응이 달라진다**

  인지증 진행에 따른 생활장애는 IADL장애에서 BADL장애로 진행되는데 병의 시기에 대한 개념이 중요합니다. 대응 방법은 늘 같지 않으며 남은 인지기능 상태에 맞춰 대응방법은 달라집니다.

- **원칙2 : 능력평가(지켜보기)와 기다리는 케어**

  입욕 등의 일련의 작업을 하나씩 단계(옷 벗기, 욕실로의 이동 등)로 분할해 각 단계를 ① 스스로 할 수 있다(자립), ② 누가 지켜봐 주거나 말을 해 주면 잘한다(관찰), ③ 일부 도움이 필요(일부 도움), ④ 도움이 필요(도움) 등으로 평가해 '할 수 있도록' 최소한의 도움으로 대응합니다.

  ①과 ②에 도움은 금물! 능력을 빼앗는 케어가 되기 때문입니다. 돕지 않고 기다리는 것이 능력을 이끌어내는 케어입니다.

● 원칙3 : 미소로 고!

옷 갈아입기나 기저귀 갈기 등 본인이 싫어하는 것도 해야 하는 게 케어입니다. 하지만 미소로 대하며 본인이 기분 좋아지도록 말을 걸고 케어에 협조를 받은 뒤엔 '고맙다'고 감사하며 마지막에 농담으로 상대를 웃게 한다면 당신은 프로입니다.

● 원칙4 : 싫어하는 것은 하지 않는다

억지로 케어를 하지 않습니다. 권유해도 싫다고 한다면 물러섭니다. 계속 권유하면 폭언이나 폭력을 쓸 가능성이 있습니다. 개호자는 케어하는 것이 옳다고 생각해도 본인이 그렇게 생각하지 않는다면 싸움이 시작됩니다.
다행히 알츠하이머형 인지증 환자들은 시간이 지나면 권유했던 사실을 잊어버리므로 틈을 두고 다시 권유해 봅시다. '케어가 끝나면 맛있는 케이크를 먹어요'라고 하는 식으로요.

● 원칙5 : 존엄성을 지킨다

'혹시 내가 당하면 싫지 않을까' 생각하는 것이 원칙입니다.
'안전을 핑계로 구속하는 일은 하지 않는다' 이것이 존엄성을 지키는 케어입니다. 타인의 고통을 이해하는 마음이 중요합니다.

옛날 노래라면

발화가 어려운 분이라도 옛날 노래라면 자연스럽게 흥얼거리기 때문에 웃으며 발성 연습을 할 수 있는 경우가 많습니다.

자세히 진행된 인지증에 대한 지시 요령

인지증이 진행되면 언어를 이해하기가 어려워지거나 들은 얘기를 금방 잊어버리기 때문에 지시대로 행동하기가 어렵습니다. 그래도 능숙한 지시에 따라 그 행위가 가능할 수도 있습니다. '인지증이니까 말해도 모른다'고 포기하지 말고 적절한 지시 방법을 생각합시다.

● **좋은 일이 일어나면 그 행동은 반복한다**

응용행동분석학에서는 행동의 원인은 행동 전이 아닌 후에 있다고 봅니다. 즉 행동한 뒤에 좋은 일이 일어나면 그 행동은 반복되고(강화) 반대로 행동 후에 안 좋은 일이 일어나면 그 행동은 하지 않게 된다(약화·소거)는 것입니다. 인간의 행동을 결정하는 요인은 행동 후에 있습니다. 행동 후의 칭찬이 매우 중요합니다.

◉ 행동 뒤에 원인이 있다

뭔가를 하면……

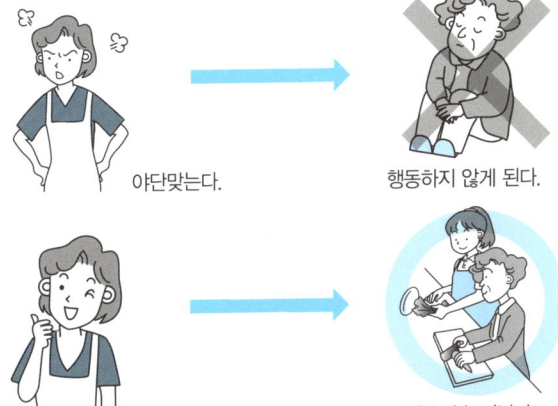

야단맞는다. → 행동하지 않게 된다.

칭찬받는다. → 행동이 늘어난다.

- **말해도 안 되면 행동으로 보여주고 그래도 안 되면 도움을 준다**

'거길 잡아봐요'라고 말해도 어디인지 모를지도 모릅니다. 하지만 빨간 테이프로 표시를 해두면 잡아야 할 곳을 금방 알 수 있습니다. 서는 위치, 잡는 위치, 버튼을 누르는 위치 등에 빨간 테이프로 표시를 여기저기 해두면 유용합니다.

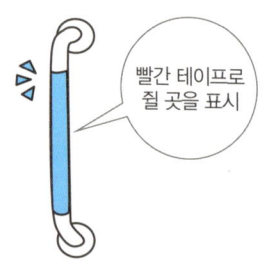

빨간 테이프로 쥘 곳을 표시

'누름' 등을 종이에 써 붙이는 것도 효과적입니다. 인지증이 있어도 그 동작을 몇 번이나 반복함으로써 몸으로 기억하는 동작이 되면 기억할 수 있습니다.

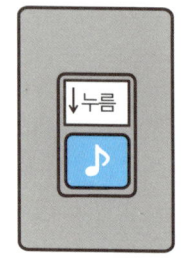

그래도 안 된다면 실제 동작을 해 보입니다. 앉는 동작을 못하게 된 사람이라도 개호자가 앉는 시범을 보이면 앉기도 합니다. 그래도 안 된다면 도움을 줘서 몸을 가이드 해 동작을 취하게끔 합니다.

이런 노력으로 생활력을 높입시다.

- **능숙하게 칭찬하기**

그리고 잘하면 바로 칭찬을 합시다. 칭찬은 30초 이내가 원칙입니다. 잘된 결과를 칭찬하기보다도 노력한 것을 칭찬하십시오. 칭찬하는 쪽은 '윗사람의 시선'을 취하지 않도록 주의해야 합니다. 칭찬해 주는 것이 아니라 진심으로 기뻐서 감사하는 태도여야 합니다.

몸의 메커니즘을 알면 케어가 편해진다

몸과 관련된 생리적 반사 메커니즘을 이용하면 개호가 편해집니다.

① **의자에서 일으키기**
[×] 몸을 끌어당기기(큰 힘이 필요하므로)
[○] 상반신을 앞으로 굽히면 넘어지지 않으려고 양 하지가 돌출되는 반사가 일어나 약간의 힘으로도 세울 수 있게 됩니다.

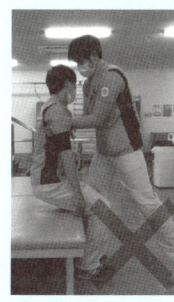
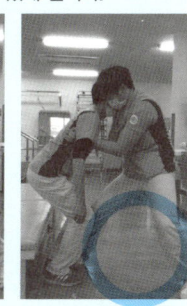

② **의자에 앉지 않을 때**
[×] 개호자가 위에서 필사적으로 누르려고 함(좀처럼 앉지 않으려 함)
[○] 약간 상반신을 앞으로 기울여 대퇴부 뒤쪽을 가볍게 문지름(앉는 동작을 유발할 수 있음)
물리치료사가 있으면 이러한 요령을 배울 수 있겠죠.

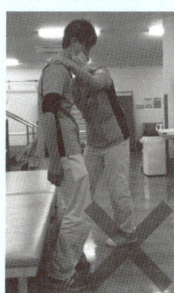
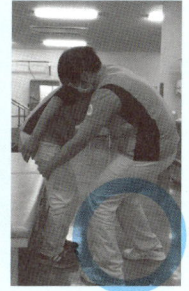

생활 리듬이 망가지면

기본원칙을 알았다면 여기서부터 구체적인 생활장애에 대한 대응 요령을 소개하겠습니다.
인지증에 걸리면 지금까지의 생활 리듬을 유지하기 어려워지는 경우가 많습니다. 노화나 급격한 환경 변화도 생활 리듬에 영향을 줍니다.

포인트 생활 리듬이 무너지는 원인

● 인지증

인지증에 걸리면 '견당식장애(지남력장애)'가 초기부터 발견됩니다. 견당식(見當式)이란 다음을 판단하는 능력입니다.

- 계절이나 시간(아침, 점심, 저녁, 밤)을 판단 : 시간 지남력
- 지금 어디 있는지 장소를 판단 : 장소 지남력
- 눈 앞에 있는 상대가 누구인지(인물)를 판단 : 사람 지남력

특히 '시간'의 견당식은 초기부터 장애가 일어납니다. 견당식장애는 인지증 환자를 매우 불안하게 만듭니다. 지금이 언제고 여기가 어디고 상대가 누구인지 모르면 당연히 당황하게 됩니다.
또 인지증 때문에 24시간 생체 리듬이 흐트러져 회복 불가능한 사례도 많습니다.

● 노화

인지증이 아니더라도 고령자는 젊은 시절처럼 충분한 수면을 취하지 못하고, 수면의 양과 질의 변화와 낮 활동의 감소로 생체 리듬이 변하게 됩니다.

- **급격한 환경 변화**

  인지증 및 기타 질환에 의해 평소의 익숙한 환경에서 벗어나 병원이나 시설에 입소·입주하게 되면 급격한 환경 변화로 지금까지의 생활을 지속할 수 없어 생활 리듬이 붕괴되는 경우가 많습니다.

자세히 생활 리듬을 다잡는 케어

- **리얼리티 오리엔테이션**

  실제로 인지증 환자에게 지금이 언제고 어떤 계절이냐 등을 알기 쉽게 전하고 시간·장소인지를 촉진하는 요법입니다.

  일상 케어 속에서 오늘 날짜를 확인하거나 계절 장식을 눈에 잘 띄는 곳에 두고 시간 인지를 촉진합니다. '좋은 아침이네요', '저녁 드셨나요' 등 시간을 인식시키는 인사나 계절과 관련한 화제('오늘 덥네요', '눈이 많이 쌓였네요' 등)를 대화에 섞는 것도 생활 리듬을 다잡는 데 도움이 될 겁니다.

⊙ 달력이나 시계는 보는 사람 시선 높이에 맞춰서

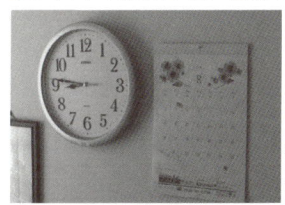

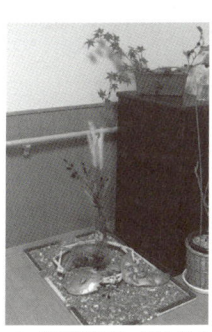

⊙ 계절 장식으로 자연스럽게

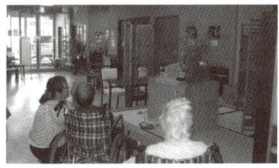

⊙ 계절 행사도 보면 알 수 있도록 체험형으로(추석)

● 그 사람의 생활 리듬을 이해하고 페이스에 맞춘다

병원에 입원하거나 시설에 입소하면 인지증 환자는 지금까지 자신의 생활 리듬을 바꿔 병원이나 시설의 스케줄에 맞춰 생활할 것을 요구받습니다.

예를 들면 지금까지는 아침 9시 넘어 일어나 아침과 점심을 겸했던 사람이 아침 6시에 일어나자마자 바로 식사를 하도록 요구받으면 곤란하겠죠.

인지증이 아니면 병원이나 시설의 규칙으로 받아들이고 스케줄에 따라 생활하겠지만 인지증으로 견당식이 저하된 사람이라면 '왜 지금 일어나 아침을 먹어야 하는지'를 이해하지 못합니다.

인지증 환자가 케어를 제공하는 쪽의 스케줄에 맞춰주지 않는 걸 한탄하기 전에 그 사람의 생활 리듬을 고려하고 가능한 범위에서 상대의 페이스에 맞춘 케어를 제공하는 것이 서로 마음이 편해지는 지름길일지도 모릅니다.

재택 케어를 할 경우에는 데이 서비스나 쇼트 스테이 등을 제공하는 스태프와 생활 페이스에 관해 정보를 공유하는 것도 좋습니다.

케어 한마디

> **모두 함께인 곳에서**
>
> 자리에서 일어나지 못해 방에 있으면 고함을 지르는 분이 계셨습니다. 가까이서 얘기를 듣거나 다른 사람이 있는 식당에 침대를 가져가면 고독감이 없어져 고함도 지르지 않았습니다. 나중에 들으니 '혼자 외로웠다'고 하시더군요.

15 수면장애가 있을 경우

밤중에 환자가 움직이는 듯한 기색이나 몇 번이나 일어나 '잠이 안 온다'고 호소하는 일은 없나요? 수면장애 중 불면증은 잠드는 데 만성적 어려움을 겪거나 수면 중에 자주 깨거나 짧게 수면을 취하는 등 제대로 잠을 못 자 고통받거나 생활에 지장이 생기는 것을 말합니다.

포인트 다양한 수면장애

대표적인 증상	내용
잠들기 곤란함	쉽게 잠들지 못하고 30분 이상 지나도 잠을 못 잠
중도 각성	수면 중간에 깨서 좀처럼 잠들지 못함
조기 각성	아침 일찍 눈이 떠짐
숙면감 결여	푹 잔 느낌이 들지 않음

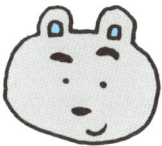

나이가 들면 아침에 일찍 일어나거나 푹 잤다는 느낌이 없는 등 수면의 질이 달라집니다. 그러므로 어느 정도의 조기 각성이나 숙면감 부족은 어쩔 수 없는 일일 수도 있습니다.
'저녁 8시에 자는데 새벽 2시에 눈이 떠져서 그 뒤로 좀처럼 잠을 못 잔다'고 호소하는 경우, 연령을 고려해보면 정상적인 범위로 보이는 경우도 있습니다. 이런 경우는 취침시간을 2시간 정도 늦춰볼 수 있습니다.

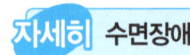 수면장애의 원인

병에 의한 심신의 상태, 불규칙한 생활, 약의 영향 등 수면장애의 원인은 다양합니다.

원인	상세
노화	노화와 함께 수면도 달라집니다. 일찍 자고 일찍 일어나게 되며 숙면 시간도 줄어듭니다. 조기 각성이나 숙면감 결여가 생기기 쉬운 경향이 있습니다.
인지증	알츠하이머형 인지증 등의 경우에는 시간 파악이 어려워지기 때문에 규칙적인 생활을 하기 어려워집니다. 이에 생활리듬이 망가져 수면장애로 이어지는 경우가 있습니다.
빈뇨	빈뇨 때문에 밤중에 몇 번이나 일어나 화장실에 가게 되며 수면 장애가 생기는 경우가 있습니다. 빈뇨는 전립선 비대나 신부전, 심부전 등의 질병이나 이뇨제 등 약 복용이 원인이기도 합니다.
통증 · 가려움	만성 통증 때문에 숙면을 방해받거나 수면장애가 생기는 경우가 있습니다. 주로 잠들기 전에 다리에 불편한 감각증상이 심하게 나타나 다리를 움직이게 되는 '하지불안증후군'도 수면장애의 원인이 됩니다.

  가까이에 있기만 해도 안심

밤에 잠을 못 자고 깨는 분들 가까이 몇 분 머물면서, 얘기를 듣거나 손이나 몸을 문지르는 등 가까이 있는 것만으로도 안심하십니다.

자세히 수면장애의 원인과 그 대응

함부로 수면제를 복용하는 것은 피하고 원인을 확실히 파악해 개선해야 합니다.

원인	대응
알츠하이머형 인지증에 의한 수면각성 리듬 장애 [견당식장애가 원인이 아닌 시상하부의 서캐디언 리듬(생체리듬) 자체가 손상됨]	규칙적인 생활 리듬을 유지할 수 있는 환경을 마련한다. [아침] 아침 일찍 일어나 햇빛을 쬔다. [점심] 몸을 움직이도록 한다. [저녁] 잠들기 1시간 전에는 TV나 형광등 등의 강한 빛은 피하고 숙면할 수 있는 공간을 만든다.
기타 신체 요인 [호흡질환] • 무호흡증 등 [빈뇨] • 전립선비대증 • 신부전 • 심부전 • 이뇨제 등 약의 영향 [통증·가려움] • 만성질환 • 하지불안증후군 등	의사와 상담한다. [포인트] 그냥 '잠을 못 잔다'고만 말할 게 아니라 상태를 확실히 전하는 게 더 적절한 조치로 이어진다. ① 잠을 못 잘 때의 상태 • 상태나 표정은 어떤지 • 통증 호소는 있는지, 있는 경우 어느 부위에 어느 정도 통증인지 ② 지금까지 병력 ③ 복용중인 약

여기서 자도 괜찮아요

방에서 주무시라고만 하지 말고 방에 같이 가서 이불과 베개를 보여주고 '여기서 자도 된다'는 것을 이해시키면 '여기서 자도 되는구나'라며 안심하고 아침까지 푹 주무십니다.

16 화장실에서 배변을 잘 못하는 경우

화장실에서 배설하는 것은 오랜 세월에 걸쳐 몸이 기억하기 때문에 인지증이 발병해도 금방 못하게 되진 않습니다. 고도의 기억장애가 있어도 화장실에서 배설은 혼자 하는 경우도 많습니다.

포인트 배설 단계

배설을 하려면 여러 단계를 바르게 실시할 필요가 있습니다.

① 뇨·변의를 느낌
② 화장실 위치를 파악해 향함
③ 입고 있는 옷을 내리고 변기를 바르게 사용함
④ 뇨·변이 시원하게 나옴
⑤ 엉덩이를 닦고 옷을 고쳐 입음
⑥ 물을 내리고 손을 씻는 등 뒤처리를 함

인지증 진행 및 신체 장애에 따라 ①~⑥ 중 어떤 동작이 불가능해지면 배설 실패로 이어집니다.

자세히 케이스별 대응

● **뇨·변의를 전하지 못함**
인지증에 걸려도 뇨·변의는 느낄 수 있습니다. 하지만 기분이 안 좋거나 불안하다는 형태로밖에 뇨·변의를 표현하지 못해 상대방에게 잘 전달되지 않는 경우가 있습니다.
[케어] 불쾌, 불안감 등 있을 때는 화장실로 유도해 봅시다. 또는 화

장실에 가는 시간대를 파악해 시간을 정해 화장실로 유도합시다. 또한 뇨폐·변비가 있으면 화장실에 가도 나오지 않는 경우가 있으므로 주의합시다.

● **화장실 위치를 모름**

기억장애나 견당식장애에 의해 화장실 위치를 모르게 되는 경우가 있습니다. 특히 주거 변경 및 시설 입소에 의해 익숙한 환경이 변했을 때는 혼란을 유발하기 쉽습니다. 마비나 근력저하 등 신체 장애가 있는 경우도 화장실까지 가는 데 시간이 걸려 제때 볼일을 못 볼 수 있습니다.

[케어] 화장실 위치를 알기 쉽도록 표시를 합니다. 그 표시를 가리키며 반복해 유도합니다.

화장실까지 이동에 시간이 걸리는 경우에는 화장실에서 가까운 방이나 앉는 위치를 제공해 필요한 때 이동을 돕습니다. 자택에서는 화장실까지 가는 길을 막는 장애물을 치우거나 경우에 따라서는 간이 화장실 등의 사용도 검토합시다.

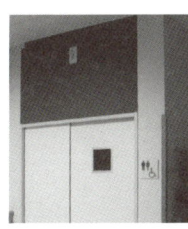

> **대성회 그룹의 케어 사례**
> 화장실 입구 상부 벽지는 인지증 환자가 확인하기 쉬운 빨간색으로 칠했습니다. 화장실로 유도할 때는 '빨간 데가 표시예요'라고 말을 해 줍니다.

플러스 +One 원

큰소리로 실수를 나무라거나 억지로 도우려고 하면 자존감이 손상됩니다. 배설을 도울 때는 상대가 수치심이나 미안함을 느낀다는 것을 잊어서는 안 됩니다.

● **변기를 바르게 못 씀, 입고 있던 옷을 벗고 입거나 배설 뒤처리를 못 함**

인지증이 진행되면 변기를 사용하는 순서를 모르게 되거나(실행기능장애), 변기 앞에서 주저앉는 등 몸으로 기억했던 간단한 동작을 할 수 없게 됩니다.

구식 좌변기가 익숙하다거나 화장실 두루마리 대신 뽑아 쓰는 휴지가 익숙한 경우 등 환경 변화에 순응하지 못해 실패하는 경우도 있습니다.

[케어] 배설을 함에 있어 어느 동작이 어려운지를 알아보고 어려운 동작은 프라이버시를 배려하며 자연스럽게 도웁시다.

익숙하지 않은 변기나 수도꼭지 사용법은 그때그때 설명합니다. 변기에 내려도 되는 티슈도 있으므로 되도록 익숙한 도구나 방법을 제공하는 것도 좋습니다.

큰소리로 실수를 나무라거나 억지로 도우려고 하면 자존감이 손상되므로 피해야 합니다.

● **농변(弄便)의 경우**

배변 후 변을 스스로 만졌다가 닦으려고 손을 벽이나 바닥, 입고 있던 옷에 문질러 주변을 오염시키는 '농변'도 배변·변실금 후의 뒤처리가 어려워져 혼자 힘으로 어떻게든 해보려 한 결과라고 할 수 있습니다.

[케어] 변의를 느끼는 사인(불안해 함, 가만있지 못함, 불쾌감)을 놓치지 말고 화장실로 유도합니다. 되도록 화장실에서 시원하게 배변해 기저귀에 배변하는 것을 줄입니다(불쾌감에 기저귀를 벗으려 하다 농변하기 쉽습니다).

운동, 복부 'ㅇ' 자 마사지, 변에 좋은 식사나 수분섭취 권장, 좌변기에 앉는 시간을 충분히 주는 것 등도 효과적입니다.

플러스 +One원 빈뇨인 경우

기억장애 때문에 화장실에 간 것을 잊고 몇 번이나 변의를 호소하는 빈뇨의 경우도 있지만 인지기능장애가 원인이라고는 규정할 수 없습니다. 비뇨기 질병이 숨어 있는 경우도 있기 때문에 필요에 따라 전문의의 진단을 검토해야 합니다(여성의 경우는 '과민성 방광', 남성의 경우는 전립선 비대증에 의해 소변이 시원하게 나오지 않고 찔끔찔끔 흐르는 '역류성 요실금' 등이 빈뇨의 원인인 경우도 있습니다).

야간 빈뇨의 경우는 넘어지는 원인이 될 수도 있으므로 자기 전에 차나 수분, 카페인을 지나치게 섭취하지 않도록 주의합시다. 낮에 30분 이내의 낮잠을 자고 탄력 스타킹을 신고 오후 산책 등 가벼운 운동을 하는 것도 효과가 있다고 합니다.

플러스 +One원 배변 도움이 필요해지면 개호 서비스 검토를!

가족이 자택에서 개호의 한계를 느낄 때로 '배변 도움이 필요한 때'라고 대답하는 경우가 많다고 합니다.

실금이나 농변에 따른 케어 증가는 본인·가족에게 정신적으로 큰 부담을 줍니다. 좋은 관계를 유지하기 위해 자택에서의 케어에 대한 재검토와 단기 체류 등 숙박 서비스도 고려해 봐야 할 시기라고 생각해야 하지 않을까요.

조심해서 가렴

'오늘은 고마웠어요. 열심히 하셨네요. 내일 또 올게요' 하고 재활훈련을 종료하면 '어두우니까 조심해서 돌아가'라고 하십니다. 손자처럼 느껴서일까요? 그 말씀에 하루의 피로가 단숨에 날아갔습니다.

혼자 힘으로 이동하기 위해서는

'본인이 원하는 곳에 원할 때 갈 수 있다'는 생각은 생활의 질을 높이는 데 있어 중요합니다. 걷다 보면 넘어질 위험성도 있지만 자기 힘으로 가고 싶은 곳에 갈 수 있으면 스트레스가 줄고 몸을 움직일 수 있으니 배가 고프고 근력과 체력이 유지되는 등 장점도 많습니다.

포인트   그 사람의 상태에 맞는 이동방법이 있다

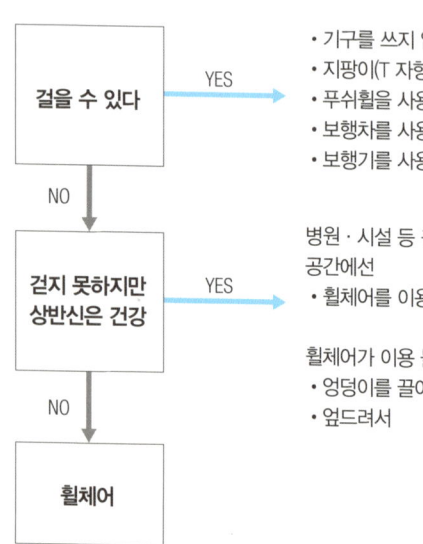

보행 능력과 생활환경을 고려하여 이동수단을 결정해야 합니다.

자세히 보행을 보조하는 기구

인지증에 걸리면 위험에 대한 판단 능력이 저하되어 넘어질 위험이 매우 높습니다. 계속 자기 다리로 걷기 위해 '넘어지지 않기 위한 지팡이'를 잘 활용합시다.

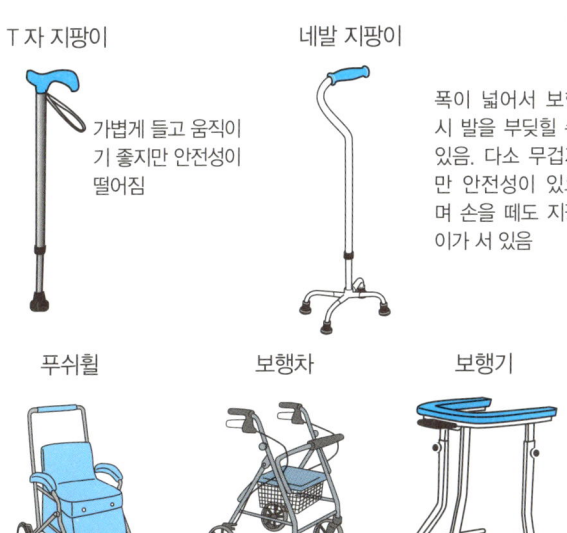

T 자 지팡이 — 가볍게 들고 움직이기 좋지만 안전성이 떨어짐

네발 지팡이 — 폭이 넓어서 보행 시 발을 부딪힐 수 있음. 다소 무겁지만 안전성이 있으며 손을 떼도 지팡이가 서 있음

푸쉬휠 — 자립 보행이 가능한 사람용. 짐 운반 및 휴식에 쓸 수 있지만 안전성이 떨어짐

보행차 — 보행이 불안한 사람용. 의자나 큰 가방이 달려 있지 않은 경우도 있음. 접는 게 가능. 재택 사용에 적절함

보행기 — 안전성이 높지만 차바퀴가 작아 회전이 잘 안 됨. 접기도 어려움. 재택 사용에는 적절하지 않음

 지팡이의 높이는 대략 바지 주머니 위치에 맞춥니다. 경사에서는 높이를 약간 높게 조절하면 편합니다.

자세히 상태에 맞춰 휠체어를 선택

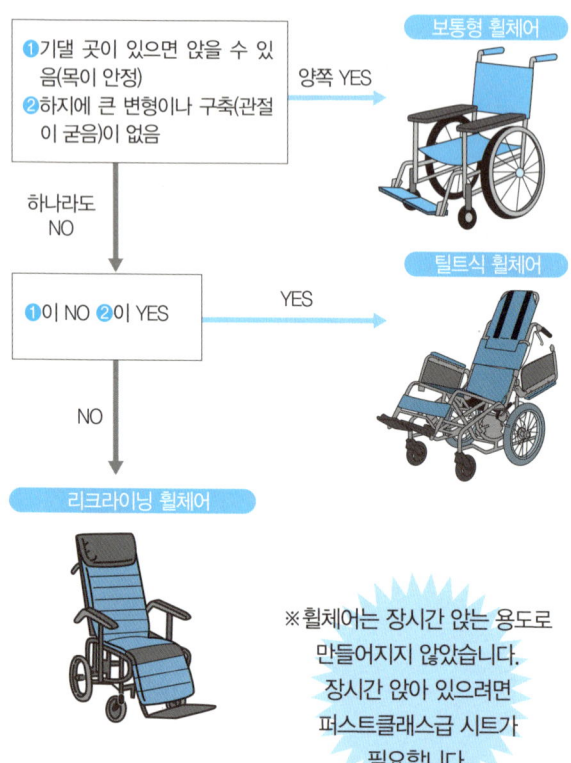

- ❶ 기댈 곳이 있으면 앉을 수 있음(목이 안정)
- ❷ 하지에 큰 변형이나 구축(관절이 굳음)이 없음

양쪽 YES → 보통형 휠체어

하나라도 NO ↓

❶이 NO ❷이 YES — YES → 틸트식 휠체어

NO ↓

리크라이닝 휠체어

※ 휠체어는 장시간 앉는 용도로 만들어지지 않았습니다. 장시간 앉아 있으려면 퍼스트클래스급 시트가 필요합니다.

일어서거나 앉을 때 무릎 통증이 있는 경우 휠체어를 사용해 무릎 주변 근육을 단련시키면 무릎 통증이 감소되거나 움직임이 수월해질 수 있습니다. 그 방법은 휠체어를 양발로 움직이는 겁니다.

플러스 +One원 휠체어에 바로 앉기

휠체어는 어디까지나 이동수단입니다. 장시간 앉아 있으면 쾌적하지 않습니다. 보통형 휠체어를 사용하는 분은 가능한 식당에 도착하면 의자에 앉을 것을 권해드립니다. 또 휠체어에 앉아도 발판에서 다리를 내리고 발바닥 전체가 바닥에 닿도록 하고(받침대 사용 가능) 허벅지·무릎·다리 관절이 직각이 되도록 자세를 바로잡읍시다!

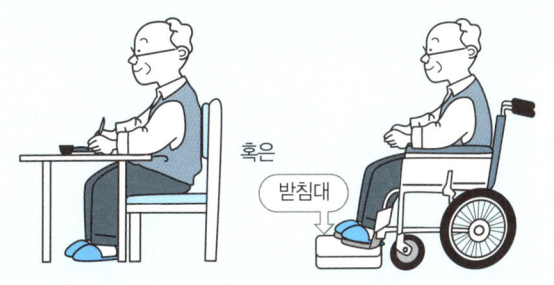

혹은
받침대

플러스 +One원 차량 조수석에 그대로 휠체어가

조수석을 개조해 조수석을 미끄러뜨려 그대로 차에 실으면 휠체어로 빨리 바꿀 수 있는 굉장한 물건이 만들어졌습니다. 스웨덴산 캐로니 클래식입니다. 고액이지만 성능이 뛰어납니다.

케어 한마디 휠체어 2대 밀기를 하고 있진 않나요?

휠체어를 2대 미는 모습을 본 적 없으신가요? 타고 있는 사람 입장이 되어봅시다. 대성회 그룹에서는 모든 직원이 휠체어에 타고 2대를 미는 상태를 체험합니다. 다들 공포를 느낍니다. 한 명 한 명이 중요한 고객인 만큼 1대에 1명의 도우미가 붙어 정성껏 대응해야 합니다. 나아가 한 손으로 밀며 어깨에 손을 대면 환자들이 안심합니다.

넘어지는 것을 방지하기 위해서는

고령자가 넘어지면 골절로 이어질 가능성이 매우 높으며 골절은 누워만 지내는 원인이 되기도 합니다. 고령자가 넘어지는 것을 예방하는 것은 인지증 진행 예방으로도 이어집니다.

포인트 넘어지는 원인은 다양하다

고령자가 되면 누구나 쉽게 넘어집니다. 판단능력이나 다리 근력, 시력 등의 감각이 저하되는 것뿐 아니라 이를 자각하지 못하거나 이제는 쉽게 넘어진다는 걸 인식하지 못하는 것 등이 원인으로 지목됩니다.

다리가 잘 안 올라가고 휘청했을 때 손발을 못 뻗는 일도 많으며 낮은 턱을 미처 못 보고 넘어지는 일도 있습니다.

또 성격이 급한 분도 자주 넘어지는 경향이 있다고 합니다.

플러스 +One 원 넘어짐은 병이 원인인 경우도 있다

넘어짐의 뒤에는 병이 숨어 있는 경우가 있습니다. 다리를 뜻대로 뻗을 수 없거나 저리거나 자주 넘어지는 경우는 의사의 상담을 받으십시오.

플러스 +One 원 일상적인 관찰로 골절을 조기발견

인지증 후기가 되면 설령 넘어져서 골절을 당해도 통증 등을 제대로 호소하지 못해 골절 발견이 늦어지는 경우가 있습니다. 평소 생활 속에서 피부 상태나 걸음걸이, 표정 등을 가까운 사람이 주의 깊게 관찰하는 것이 이상의 조기발견으로 이어집니다.

넘어지는 걸 방지하는 데 필요한 것

넘어짐을 방지하려면 다양한 시점에서 체크가 필요합니다. 환경을 정비하는 것도 매우 중요하지만 운동, 식사, 내복약 재검토, 보행기구 및 신발 검토로 넘어짐을 경감할 수 있습니다.

넘어짐을 막는 것	상세
잘 넘어지지 않는 근력·균형력	적절한 운동, 근육 트레이닝
잘 넘어지지 않는 신발	슬리퍼 및 샌들, 양말은 위험
넘어짐을 막는 지팡이	보행기구 및 이동방법 검토(→ P.74)
불필요한 내복약 재검토	약 부작용 영향으로 비틀거리는 경우가 있음
집 안의 환경 정비	배리어식(잡을 수 있는 가구, 옷장), 손잡이, 야간 조명 등(→ P.84)
골절을 막는 것	**상세**
넘어져도 잘 안 부러지는 뼈	식사(칼슘, 단백질, 비타민D), 일광욕, 운동
힙프로텍터	고관절부를 덮는 보호패드를 넣은 바지
환경조정	넘어져도 아프지 않은 쿠션 바닥

 자연스럽게 몸이 움직인다

설명이나 모방으로 운동이 힘든 분들도 풍선이나 공, 링 던지기 등을 사용하면 자연스럽게 몸이 반응해 설명 없이도 손발을 움직일 수 있습니다.

자세히 넘어지지 않으려면

● **일어나는 요령**

일어날 때는 그냥 일어나지 말고 무릎을 90도 이상 깊이 굽히고 다리를 자기 쪽으로 당겨 앞으로 절을 하고 일어나면 편합니다.

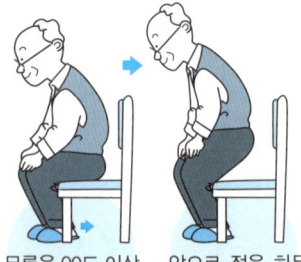

무릎을 90도 이상 굽혀 자기 쪽으로 당긴다.

앞으로 절을 하듯 일어선다.

● **보행 시의 포인트**

다리가 떨려 움직이기 어려울 때는 '하나, 둘, 하나, 둘……' 하고 구호를 붙이거나 어깨를 리드미컬하게 두드리면 원활해집니다.

또 자신이 생각하는 만큼 다리가 안 올라가는 경우가 많으므로 고작 몇 cm의 낮은 턱에

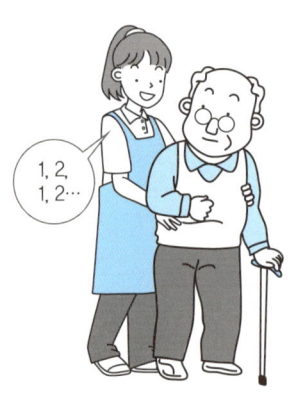

도 걸릴 위험이 높습니다. 그 경우는 빨간 테이프로 표시를 해 턱에 주의를 하도록 하거나 늘 발을 높이 들어 걸어야 하는 것을 의식하도록 합시다.

 의자나 침대 높이가 낮으면 일어나기 힘들지만 근육 운동이 됩니다. 하지만 적당히 높으면 편하고 안전하게 일어날 수 있습니다.

● **낮에는 가능한 움직인다**

　넘어지는 걸 두려워해 움직이지 않으면 근력이 저하되어 근육과 관절이 굳어 움직이기 어려워지므로 낮에는 가능한 한 움직이도록 합시다. 불안한 때는 누군가 곁에 있도록 합니다. 낮에 움직이면 밤에도 잠을 잘 자게 됩니다.

● **기어서 이동하는 것도**

　도저히 다리를 뻗어 걸을 수 없는 경우는 기어서 이동하는 것도 검토해 봅시다. 아울러 기어서 이동할 경우는 무릎패드 사용을 권장합니다.

● **넘어짐 예방 · 골절예방을 위한 기기 등을 이용**

상태	이용하는 기구
일어나 걸을 수 있는 분	[이동] 지팡이나 푸쉬휠 등 보행기구 이용
	[보호] 힙프로텍터(대퇴골경부 골절 반감효과)/헤드기어
	[안전] 발 밑 센서매트/센서라이트
일어날 순 있지만 걸을 수 없는 분	[이동] 휠체어가 안전
	[안전] 기상 센서매트/발 밑 센서매트/침대머리 센서매트/충격흡수 매트/저상 침대/바닥 대응
일어날 수 없는 분	[안전] 기상 센서매트/저상 침대/바닥 대응

자세히 집 안에서 넘어질 위험이 있는 장소를 줄이자

- 집 안에서 넘어질 위험이 있는 장소는 이런 곳!

Before

Before
1. 코드가 나와 있다
2. 탁자난로 보통이
3. 흔들의자
4. 융단이나 카펫 끝
5. 방석
6. 맹장지

After
→ 정리해 넣거나 테이프 등으로 고정
→ 펴지지 않도록 오므려놓거나 펴지지 않는 이불로 바꿈
→ 묵직한 의자 등
→ 사방을 고정하거나 미끄럼 방지 시트로
→ 동선상에 두지 않고 탁자난로 이불에서 빠져나오지 않도록 둠
→ 묵직한 책장 등 가구를 둠

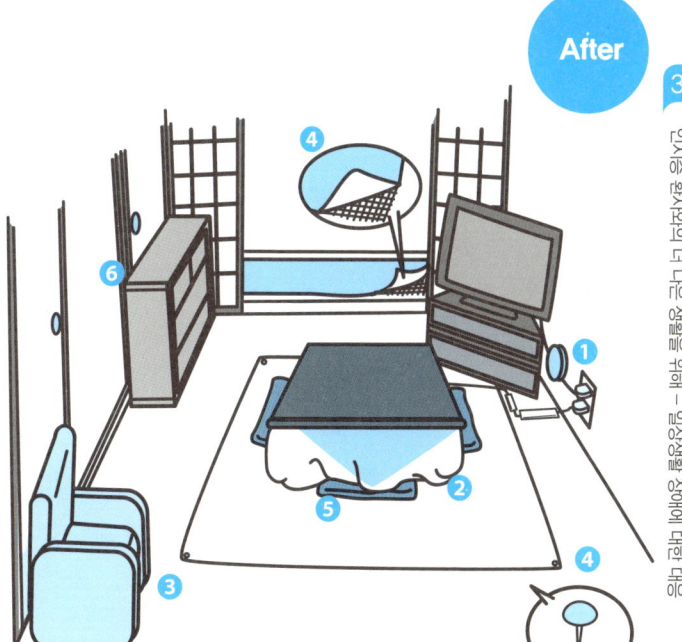

이외에도

- 문지방 등 그냥 지나치기 쉬운 낮은 턱에는 빨간 테이프로 표시하기
- 가구는 고정하고 휘청할 때 잡을 수 있는 위치에 배치하기

등의 대책을 취합니다.

자세히 야간에 넘어지는 걸 방지하려면

넘어짐은 밤에 화장실에 갈 때 가장 많이 일어난다고 합니다. 야간에는 수면약 등 약의 부작용※ 및 몸이 잠에서 덜 깨서 비틀거리는 일이 많기 때문입니다.

● 복도 등을 밝게 한다
침실 외에 화장실 복도 등은 상야등을 설치하는 걸 권장합니다.

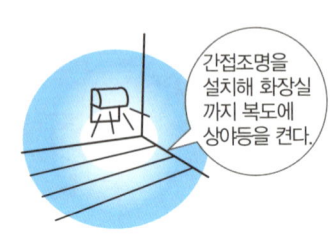

간접조명을 설치해 화장실까지 복도에 상야등을 켠다.

● 미끄럼 방지를 활용
시설 내에서는 신발을 신지 않고 방에서 걸어 나오는 길에 넘어지는 경우가 많습니다. 미끄럼 방지가 부착된 양말을 신거나 양말을 벗고 취침하는 걸 권장합니다.

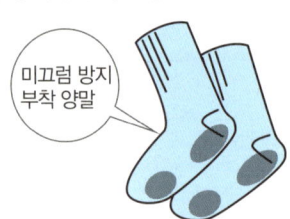

미끄럼 방지 부착 양말

+One 넘어져도 크게 다치지 않으려면

넘어지는 걸 완전히 방지하기란 어렵지만 넘어져도 크게 다치지 않을 대응이 필요합니다.
예를 들어 쿠션감이 있는 바닥으로 바꾸거나 책상 모서리에는 충격 완충제를 붙이는 것 등이 있습니다.

※약의 종류나 양이 늘어나게 되면 위험은 증가합니다.

안전한 건 배리어프리(Barrier-free)? 배리어(Barrier)식?

넓고 물건이 적은 집은 안전할까요? 이런 배리어프리 환경은 휠체어를 사용해야 할 때 유리합니다.

한편으로 좁고 여기저기 묵직한 가구나 턱이 있는 배리어식 환경은 가구 등을 손잡이 대신 써 걸을 수 있으므로 약간 비틀대도 안전하게 걸을 수 있어 보행능력 유지에 뛰어납니다.

계속 걷기 위해서는 배리어식으로 근육 운동을 겸하는 것도 한 방법입니다.

 입원하면 넘어진다!는 것도

지금까지 집에서는 간신히 넘어지지 않았는데 입원 당일에 넘어졌다는 분들이 계십니다. 입원 후 1주일간은 넘어질 위험성이 매우 높은 시기입니다.

인지증 환자에게 환경 변화는 큰 불안요소가 되며 혼란을 초래합니다. 입원 후 1주일 정도는 불안해 하는 경우도 있습니다. 집 안에서는 좁은 만큼 가구나 벽이 있어 넘어지지 않았지만 병원이나 시설은 넓어서 순간적으로 잡을 것이 없어 넘어지는 것입니다.

입원 직후에 다양한 직종이 연계해 조기에 환경을 정비하는 것이 넘어짐 예방에 매우 중요합니다.

 듣는 것의 힘

저녁식사 후 '저녁을 아직 안 먹었다'고 호소하는 분께 "그래요, 죄송해요. 지금부터 준비해도 될까요?" 하고 말하며 얘기를 가까이서 듣자, 저녁 생각은 잊고 "이제 그만 잘까" 하시더군요. 그 뒤에는 저녁 먹자고 하는 일도 없이 그대로 주무시는 일이 많아졌습니다.

19 '돈을 소지하고 싶다'고 하는 경우

인지증 환자가 인지장애 때문에 금전 관리가 안 되는데 돈을 갖고 싶다고 호소해 어떻게 대응해야 할지 난감한 경우가 있습니다. 우선 돈을 갖는다는 게 어떤 의미가 있는지 생각해 봅시다.

> **포인트** 돈을 갖는 건 생활의 활력이나 삶의 질 향상으로 이어진다

① **돈을 다루거나 물건을 사는 건 고도의 지능을 필요로 하는 사회적 활동**
돈의 가치를 이해하고 물건을 사는 건 인간뿐입니다. 돈을 갖는 것은 인간다움의 상징이라고도 할 수 있습니다.

② **인지증 환자가 돈을 다루거나 물건을 사는 건 아직 사회에서 활동할 수 있다는 자신감으로 이어진다**
TV 프로인 '첫 심부름'은 어린아이들이 처음 심부름을 가서 거리에서 많은 어려움에 부딪히며 심부름을 마칠 때까지를 담고 있습니다. 심부름 중 아동이 자신감을 갖고 성장하는 과정을 반영한 것입니다.

③ **돈을 쓰는 것은 즐거운 일이며 생활의 활력이 된다**
여러분도 열심히 일한 보상이나 스트레스 발산을 위해 원하는 물건을 사거나 레스토랑에서 맛있는 식사를 하거나 여행을 가지 않습니까.

포인트 | 돈을 갖고 싶다는 사람에 대한 대응

인지증 환자가 돈을 소지하는 것은 분실 등의 위험도 있지만 잘 활용하면 생활의 활력이나 삶의 질(Quality of Life) 향상 등 재활훈련이 될 수 있습니다. 어떻게 대응하면 좋은지 생각해 봅시다.

◉ 돈을 갖고 싶다고 호소하는 데 대한 대응

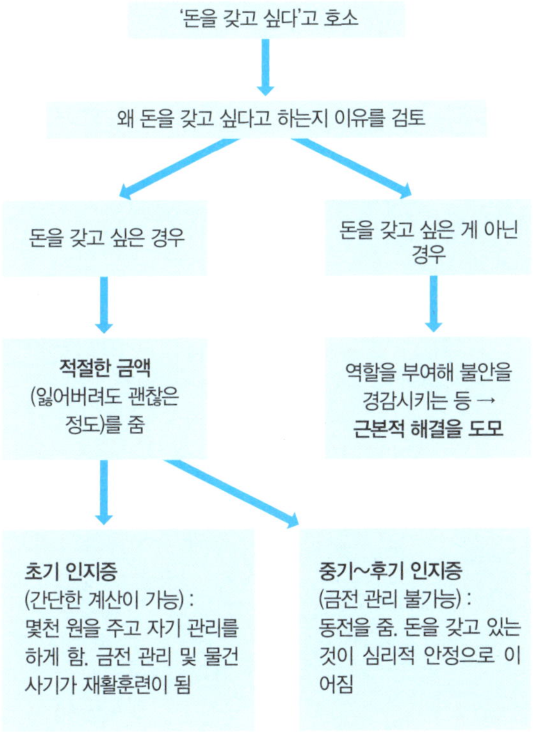

```
'돈을 갖고 싶다'고 호소
            ↓
왜 돈을 갖고 싶다고 하는지 이유를 검토
     ↓                    ↓
돈을 갖고 싶은 경우    돈을 갖고 싶은 게 아닌 경우
     ↓                    ↓
적절한 금액           역할을 부여해 불안을
(잃어버려도 괜찮은    경감시키는 등 →
정도)를 줌            근본적 해결을 도모
     ↓
```

초기 인지증
(간단한 계산이 가능) : 몇천 원을 주고 자기 관리를 하게 함. 금전 관리 및 물건 사기가 재활훈련이 됨

중기~후기 인지증
(금전 관리 불가능) : 동전을 줌. 돈을 갖고 있는 것이 심리적 안정으로 이어짐

자세히 초기 인지증에서 계산과 간단한 돈 관리는 가능한 경우

인지증 환자가 싫어하지 않는다면 몇천 원 정도의 금액을 주고 스스로 관리하게끔 합시다. 또 같이 장을 보러 가거나 한정된 품목을 적은 메모를 주고 장보기를 부탁합시다.

물건을 사는 것이 사회참가와 역할이 되며 점원과의 커뮤니케이션, 사고 싶은 것을 결정하는 데서 오는 자기결정, 사고 싶은 물건을 찾아 금액을 계산하는 것을 통한 인지기능 트레이닝, 짐을 갖고 집까지 이동하는 것을 통한 운동과 균형감각 트레이닝 등 많은 효용이 기대됩니다.

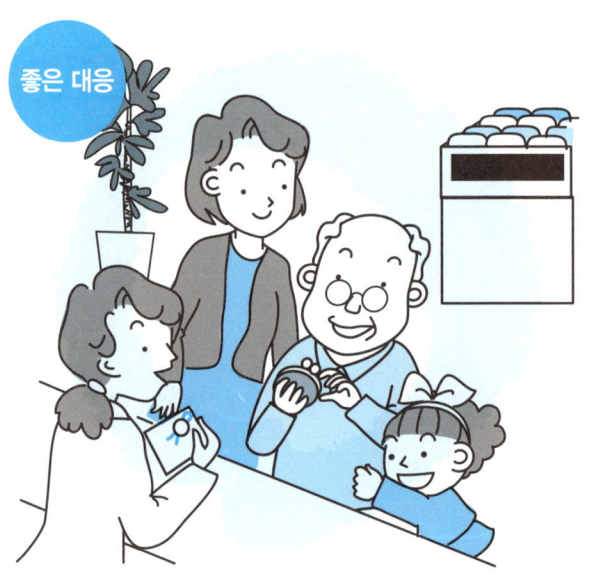

좋은 대응

자세히 돈을 주지 않는 것은 NG

돈을 갖고 싶다고 호소하는 인지증 환자에게 "잃어버리니까 안 돼"라며 주지 않는 등의 대응은 행동·심리증상(BPSD) 등을 유발할 가능성이 있으므로 피해야 합니다.

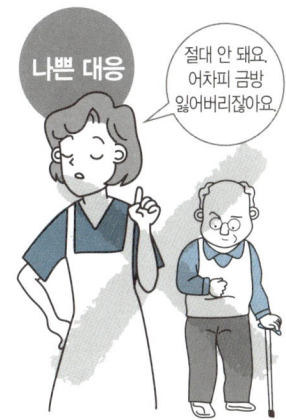

나쁜 대응

절대 안 돼요. 어차피 금방 잃어버리잖아요.

● 돈을 갖는 데는 의미가 있다

여러분은 자신의 인지기능이 저하되어 많은 일이 불가능해진 경우 무엇에 의지하시겠습니까. 가족일까요? 하지만 가족에게 인지장애에 의한 실수를 지적받거나 무시당해 의지할 수 없다고 생각한다면 다음으로 믿는 것은 '돈'일지도 모릅니다. 돈을 갖고 있으면이 잘해주거나 믿어줄 수도 있으니까요.

플러스 +One 원 감사의 마음을 전하자

물건을 사 달라고 부탁한 경우 잊은 게 있어도 지적하지 말고 "고마워요. 큰 도움이 됐어요"라고 감사의 마음을 전합시다. 올바르게 물건을 사는 것이 목적이 아닙니다. 물건을 삼으로써 역할과 성공 체험, 성취감을 맛보는 것이 인지증 환자의 안정감으로 이어집니다.

자세히 중기~후기 인지증이라 금전 관리가 안 되는데 돈을 갖고 싶다고 호소하는 경우의 대응

● **그 사람이 왜 돈을 갖고 싶은지 진짜 이유를 생각해 보자**

뭔가 사고 싶은 것이 있을까요?

인지증 환자가 돈을 갖고 싶다고 한 경우 정말 돈을 갖고 싶은 게 아니라 '날 믿어줬으면 좋겠다' 혹은 '불안하지만 믿을 건 돈뿐'이란 마음의 호소일지도 모릅니다.

이 경우는 돈을 줘도 근본적인 해결이 되지 않습니다. 이 때문에 적극적으로 커뮤니케이션을 취하거나 인지증 환자에게 역할을 부탁해 불안을 경감시키는 등 자존감을 높이는 대처가 필요합니다.

● **동전을 준다**

돈을 갖고 싶은 이유를 모르는 경우도 있습니다. 그런 때는 없어져도 괜찮은 정도의 동전을 지갑에 넣어줍시다. 대부분 딱히 살 게 있는 게 아니기 때문에 돈을 가짐으로써 달라고 하는 일이 줄어드는 경우가 있습니다.

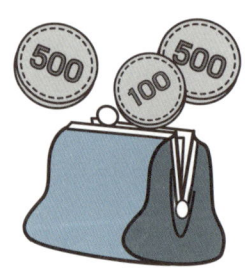

플러스 +One원 이런 것들을 주의하자

● 동전이 쌓인 경우

평소 간단한 계산이 가능한 분이라도 막상 계산대 앞에서 금액을 말하면 순간적으로 얼마를 내야 할지 생각을 못 하는 경우가 있습니다. 이 때문에 지불하기 쉬운 금액의 지폐로 지불하고 거스름돈을 받아 동전이 늘어나곤 합니다. 가끔 지갑을 확인해 동전이 쌓인 경우는 '마침 동전이 부족하니 바꿔달라'고 부탁해 동전을 회수하십시오.

● 지갑에 이름이나 연락처를

지갑에는 없어져도 찾을 수 있도록 이름이나 연락처를 적고 목에 맬 수 있는 끈을 달아 부적 등을 넣거나 해서 되도록 몸에서 떼놓지 않을 수 있도록 조치를 합시다.

● 동전이 좋은 경우도

인지증이 진행되면 지폐보다는 동전을 돈으로 쉽게 인식하는 경우가 있습니다. 오락기 등의 모형 동전으로도 대체 가능할 수 있습니다.

● 가끔은 맛있는 걸 사달라기도 하자

가끔은 인지증 환자의 돈으로 맛있는 걸 얻어먹고 "고마워요, 맛있었어요" "덕분에 다 같이 즐겁게 식사했어요"라고 감사를 전하는 것도 좋을 겁니다.

플러스 +One원 악덕 업자는 조심하자!

고령자를 노린 악덕 방문판매 등의 위험이 늘고 있습니다. 상품 판매뿐만 아니라 수리 관련 사기, 전화 강매 및 권유 등이 있습니다. 또 신문 통신판매 및 인터넷쇼핑 중에는 인지증 환자가 충동구매를 할 만한 고액의 상품도 많으므로 주의합시다.

20 약을 먹지 않는 등의 경우

인지증 환자는 자신이 병이 아니라고 느끼는 일이 많기 때문에 약을 먹는 걸 거부하거나 부착약을 떼서 충분한 약 효과를 얻을 수 없는 등 복약 보조에 어려움을 겪는 일이 많습니다.

포인트 쓴 한약을 먹이려면

인지증 약에는 한약도 있습니다. 평온한 생활을 위해서는 효과적이나 쓴맛이 강해 먹기 힘들어 복용을 거부하는 경우가 있습니다.

- **약 복용을 도울 때의 요령**
  - 땅콩버터나 잼, 초콜릿, 시럽 등 단맛이 강하고 끈기가 있는 데 섞어서 한 입 분량만큼 입으로 갖다 준다.
  - 미온수에 녹여 한동안 가만히 놔뒀다 웃물만 내복하게 한다(단맛을 추가하면 더 쉽게 먹음).
  - 한약에 타서 쉽게 먹도록 도와주는 맛있는 젤리가 시판되고 있습니다(라꾸라꾸 복약젤리 한약용 등).

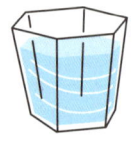

본인의 취향에 맞춰 생각해보세요. 소량으로 만드는 게 전량 내복의 요령입니다. 또 위와 같은 형태로 내복해도 좋은지 주치의 및 약사에게 확인을 한 뒤 실시하십시오.

포인트 | 부착약을 떼버렸을 경우 돕는 요령

인지증 약 중에는 붙이는 타입의 약이 있는데 귀찮아하거나 간지럽다며 떼버리는 일이 있습니다.

● 등처럼 잘 신경 쓰이지 않는 부위에 붙이기

부착약은 혼자 붙일 때는 가슴 등 자기 눈에 보이는 데 붙이는 게 일반적이나 인지증 환자의 경우 붙일 때는 약이란 걸 이해해도 시간이 지나면 무엇 때문에 붙였는지 잊어버려 떼버리는 일이 있습니다.

그 경우는 등이나 허리 등 눈에 잘 띄지 않고 손이 닿지 않는 곳에 붙이는 것도 요령입니다.

이 경우 약을 붙이는 데만 집중하지 말고 등을 문지르며 대화를 즐기거나 같이 노래를 부르며 리듬을 맞추는 등 몸을 만지는 데 대한 긴장감을 줄여주면서 편안한 상태에서 부착하는 게 중요합니다. 스킨십도 됩니다.

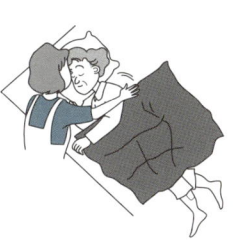

● 간지러움을 완화

간지러움 때문에 약을 떼버리는 일이 있습니다. 간지러움을 줄이기 위해서는 다음을 시도해 보십시오.

① 붙이는 자리를 매일 바꾼다.
② 떼어낸 뒤 피부에 남은 접착제가 있으면 제거하고 붙이는 장소를 청결히 해 보습제를 며칠 전부터 발라둔다.
③ 떼어낸 뒤 간지러움을 느끼면 간지럼증 완화 연고를 바른다
   (간지러움이나 두드러기가 심한 경우는 주치의와 상담하십시오).

자세히 역시 약은 먹기 싫다! 이럴 때는

❶ 간격을 두거나 돕는 사람을 바꿔본다
약을 먹는 사람도 먹이는 사람도 화가 나서는 인지증 약을 먹는 의미가 없습니다. 일단 안정시키고 다른 도울 사람이 있으면 교대하십시오.

❷ 내복할 수 있을 때 내복한다
하루 중 인지증 증상에 변동이 있는 경우는 그 사람이 비교적 평온한 시간이나 깨어 있는 시간에 내복을 해도 되는지 주치의와 상담하는 것도 한 방법입니다.

❸ 내복약의 종류는 최소한으로!
고령자는 내복약의 종류나 양이 많으므로 반드시 필요하지 않은 약을 막연히 계속 복용하는 경우가 있습니다. 의사에게 줄일 수 있는 약은 없는지, 용기를 내 물어봅시다.
요즘에는 80세 이상 고령자에겐 혈압은 너무 낮추지 않는 게 안심이란 시각도 있습니다.

플러스 +One 원 확인은 끝까지!

식사를 혼자 먹을 수 있는 사람에게는 약을 맡기고 복용을 하도록 하는 경우가 있습니다. 이 경우는 반드시 입에 넣고 약을 삼키는 것까지 확인하십시오.

실제로 있었던 예 중에는 옷을 갈아입을 때 주머니에서 약이 나오거나 입에 머금고 물을 마실 때 컵에 뱉어버리는 경우가 있었습니다. 목에 약이 쉽게 걸리기도 하니까 약은 삼킬 때까지 확인합시다.

자세히 약을 관리할 경우의 주의

● **약은 1회분씩**

일상생활에 거의 지장이 없는 초기 인지증도 기억장애 및 견당식 장애로 인해 약 먹는 걸 잊어버리거나 오히려 먹은 걸 잊어버리고 또 먹는 일이 있습니다. 약은 1회분씩 주도록 합시다.

하루에 몇 번이나 약을 먹일 수 없는 경우는 하루 1번만 먹어도 되는 약으로 변경할 수 없는지 의사와 상담합시다.

● **1회분은 한 봉지에**

약을 1회 복용분으로 나눠 분포(일포화 조제)해 놓으면 약을 착각하거나 잘못 복용하는 것을 방지할 수 있습니다.

약봉지에는 언제 먹는지 표시를 해두고 또 먹는 일시를 기록해두면 잊어버리는 것을 방지하는 데도 도움이 됩니다.

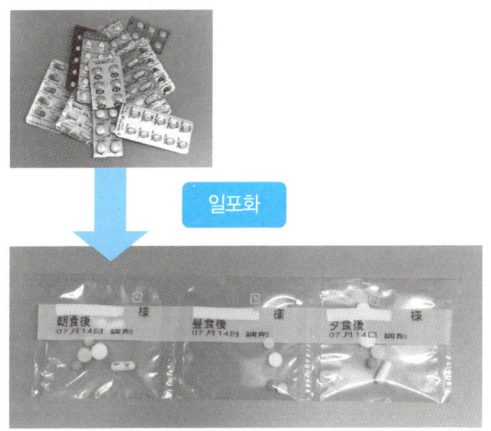

일포화

자세히 복용 시 주의점

❶ 약을 식사에 섞지 않는다
약은 쓴맛이 강한 게 많아 모처럼의 식사의 맛을 떨어뜨립니다. 그런 식사는 누구도 먹고 싶지 않을 겁니다. 잼이나 젤리, 푸딩이랑 같이 복용시키는 등 방법을 생각해 봅시다.

❷ 억지로 먹이지 않는다
본인이 먹기 싫어할 때 억지로 먹이면 약 거부가 심해질 우려가 있습니다. 일부 약 이외에는 먹는 시간이 다소 늦어져도 당장 건강이나 증상이 악화되는 일은 많지 않습니다. 서두르지 말고 조금 시간을 둔 뒤 먹입시다.

예를 들어 도네페질(아리셉트)이나 메만틴(에벅사)은 반감기가 3일간으로 길기 때문에 1회 깜빡해도 큰 영향이 없습니다.

❸ 못 먹었을 때의 대처방법을 알아둔다
약을 못 먹었을 때의 대처방법에 대해 사전에 의사나 약사에게 사전에 설명을 들어두면 안심이 됩니다.

 특히 주의가 필요한 약

- 당뇨병 약(내복약, 인슐린 주사)
  복용하지 않는 것보다 과다 복용에 의한 저혈당 주의
- 심장약(부정맥, 협심증 등)
  저혈압이나 심부전 등의 부작용에 주의

복약 상황을 바르게 전하기

처음 진찰을 받을 때는 현재 먹고 있는 약을 의사가 알도록 '약 수첩'이나 '약 설명서'를 지참합시다.

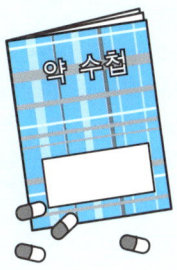

의사는 환자가 처방한 약을 잘 먹고 있다는 전제하에 다음 처방을 생각하므로 복약 상황을 바르게 전하는 것이 필수적입니다.

약의 영향으로 의심되는 변화는 좋은 것이든 나쁜 것이든 즉시 의사에게 전합시다.

약 부작용을 알아두자

미리 약 부작용을 알아두면 부작용이 생겼을 때 그냥 지나치지 않고 부작용의 조기발견에 도움이 됩니다. '약 설명서'는 약 정보의 일부에 지나지 않습니다. 모르는 점이나 불안한 부분은 어려워 말고 약사에게 물어봅시다.

○○XX님			
💊	-----	-----	-----
◯	-----	-----	-----

당신의 약 설명서입니다.

몸가짐을 단정히

아침에 일어나 그대로 식당에 가면 좀처럼 눈이 떠지지 않는 법입니다. 아침에 일어나면 화장실에서 볼일을 보고 세수를 하고 머리를 매만지고 일단 확실히 눈을 뜨도록 합시다. '아침을 잘 못 먹겠다는' 때에도 몸가짐을 단정히 하면 해결되는 경우가 있습니다.

> **포인트** 몸가짐을 단정히 함으로써 활동에 대한 의욕을 끌어내자

- **세안**

  아침에 세수를 하는 건 잠에서 깨는 데 매우 중요합니다. 세면장까지 가는 게 어려운 경우는 적신 수건으로 닦기만 해도 충분합니다.

  또 처음에는 내키지 않더라도 세면장까지 같이 가서 수도꼭지에서 물이 나오면 자연스럽게 손과 얼굴을 닦는 분들도 계십니다.

- **손 씻기**

  감염증으로부터 건강을 지키기 위해 손 씻기는 빼놓을 수 없습니다.

- **이발 · 면도**

  빗이나 면도기를 쥐어주면 혼자 할 수 있는 분들이 많습니다. 본인이 할 수 있는 일은 가능한 하게 합시다. 또 솔 모양 브러시가 쓰기 쉽다고 합니다.

 작은 것이라도 스스로 할 수 있다면 자신감으로 연결됩니다. 잔존 기능을 유지하는 데도 중요합니다.

● 귀 청소

요즘 '귀가 잘 안 들린다'고 하셔서 보면 귀지가 찬 경우가 있습니다. 가족이 하기 어려운 경우는 이비인후과 등에서 귀 청소를 받는 것도 좋습니다.

● 손톱 깎기

손톱이 두꺼워서 잘 안 깎이는 경우가 있습니다. 목욕하고 나온 뒤 등 손톱이 부드러워졌을 때가 깎기 편합니다. 피부과에서 자르는 것도 좋습니다.

● 화장

언어 이해가 어려운 분이나 누워만 지내는 분들 중에도 립스틱을 드리면 혼자 바르는 분들이 계십니다. 웃으면서 칭찬해 드리면 더 의욕이 생기는 계기가 되기도 합니다.

플러스 +One 원: 멋을 즐기는 것은 마음의 재활치료!

스스로 옷을 골라 화장을 해 멋을 부리고 인지증 환자들끼리나 직원들과 칭찬을 주고받으면 웃음 띤 대화가 늘어나는 일이 있습니다. 멋은 삶의 보람으로도 이어지며 마음의 재활치료가 되어 의욕이나 기운이 향상되는 효과도 있습니다. 가능한 본인의 능력을 살려 본인이 하도록 하는 것이 건강을 유지하기 위한 비결입니다.

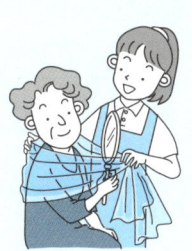
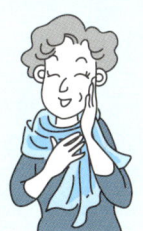

케어 한마디

멋을 내고 출장 미용실로

대성회그룹에서는 화장도구나 매니큐어 등을 준비해놓고 있습니다. 본인의 물건을 지참하는 것도 상관없습니다. 평소에는 표정이 어두운 분들도 옷을 갈아입고 화장을 하고 칭찬을 받으면 미소가 늘어납니다. 표정뿐만 아니라 신기하게도 자세까지 좋아지는 분들도 있습니다.

또 간이 출장 미용실이 있어 커트나 염색, 파마를 합니다. '오늘은 미용실에서 예뻐지는 특별한 날'이란 인식이 높아져 멋을 내고 미용실로 향합니다. 거울을 보기 위해 고개를 들어야 하므로 자세도 좋아집니다. 만족스럽게 만면의 미소를 띠고 발걸음이 가벼워지는 분들도 많이 계십니다.

나이를 먹어도 남녀불문하고 멋을 부림으로써 기분이 크게 전환되는 겁니다.

  케어 한마디

미인 복도

인지증 전문동(노인동)에서의 일화입니다. 저녁이 되어 들어가겠다는 분들이 나오면서 다들 부산하던 무렵 '이런 어두운 곳은 난 무서워서 못 지나가'라며 출구를 찾아 걷던 여성 입소자가 있었습니다. 그러던 때 이 학요법사가 '이 복도는 미인 복도라 미인밖에 못 지나가요'라고 한마디 했습니다. 그랬더니 여성은 '그럼 내가 먼저 지나가야지'라며 복도를 지나 식당으로 향했습니다.

22 옷 갈아입는 방법

잠옷에서 옷으로 갈아입으면 밤낮의 구별이 생기며 생활에 리듬이 생깁니다. 자신이 좋아하는 옷을 고르면 마음도 밝아집니다. 옷을 갈아입을 때 스스로 할 수 있는 일을 늘리는 노력도 중요합니다.

- 옷을 갈아입을 때 5가지 어려운 점

  ① 옷 갈아입기 자체를 못함(순서를 모르는 등)
  ② 때와 장소에 맞는 옷을 고르지 못함
  ③ 옷을 갈아입기 싫어함
  ④ 같은 옷만 입고 싶어함
  ⑤ 갈아입어도 금방 벗어버림

포인트 원만하게 옷을 갈아입히기 위해서는

❶ 입기 편한 옷으로

본인에게 맞는 입기 편한 옷을 고릅니다. 약간 큰 사이즈로 신축성 있는 소재가 좋습니다. 몸이 굳은 사람에게는 뒤집어쓰는 옷보다는 앞을 여닫는 의류를 권장합니다.

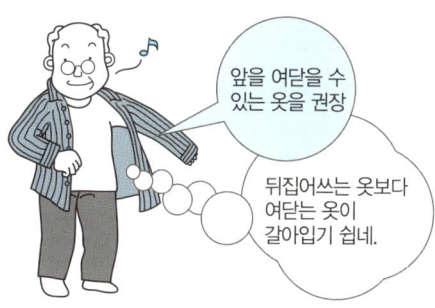

기성복 단추를 채우기 어려운 경우 큰 단추가 달린 옷을 선택하거나 찍찍이 등으로 바꿔 스스로 할 수 있는 일을 늘립니다.

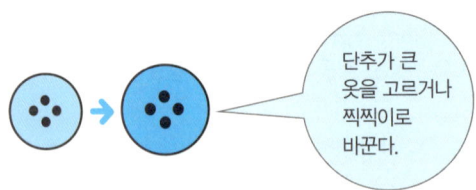

단추가 큰 옷을 고르거나 찍찍이로 바꾼다.

❷ **입는 순서를 알 수 있도록**

입는 순서를 알 수 있도록 방법을 생각해 봅시다.

앞쪽에 표시를 해 봅시다.

"다음에는 바지를 입을까요?" 하는 등 말로 순서를 가르쳐주면 스스로 할 수 있는 분도 있습니다.

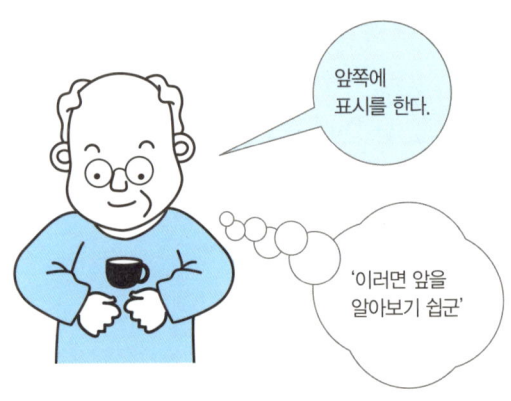

앞쪽에 표시를 한다.

'이러면 앞을 알아보기 쉽군'

❸ 계절을 앞서 대응

늘 한발 앞서 겨울이 오기 전에 여름옷을 정리하고 겨울 옷 중에서 자신이 좋아하는 옷을 고를 수 있도록 합시다. 옷을 껴입었을 때는 억지로 벗기려고 하지 말고 여름이라면 열사병 예방을 위해 에어컨을 켜고 수분 섭취를 권하는 대응을 합시다.

❹ 외모 등을 칭찬하기

"정말 멋진 옷이네요", "어울릴지 어떨지 입어봐요", "늘 예쁘시네요"라고 외모 등을 칭찬해 봅시다.

또 옷 갈아입기를 싫어할 경우는 잠옷도 파자마만 고집하지 말고 하루 종일 같은 옷을 입고 있어도 괜찮은 체육복이나 트레이닝복을 잠옷 대신 제공하는 건 어떨까요.

❺ 여러 장 준비하기

같은 옷만 입고 싶어 하는 사람에겐 같은 옷을 2벌 준비해 몰래 바꿔 놓아봅시다. 마음에 들어 한다는 건 입었을 때 편해서 등 이유가 있기 때문입니다.

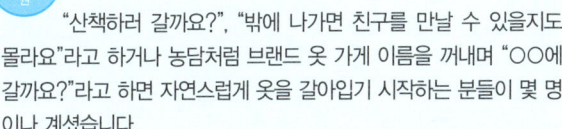

플러스 +One원 옷 갈아입기를 독려하는 한마디

"산책하러 갈까요?", "밖에 나가면 친구를 만날 수 있을지도 몰라요"라고 하거나 농담처럼 브랜드 옷 가게 이름을 꺼내며 "○○에 갈까요?"라고 하면 자연스럽게 옷을 갈아입기 시작하는 분들이 몇 명이나 계셨습니다.

"이쪽이 더 어울리는 것 같아. 엄마가 예쁘면 나도 기쁘니까 이걸로 갈아입으면 좋겠어"라는 등 협조를 부탁하는 말도 효과적입니다.

케어 한마디 — 옷 갈아입기로 생활 리듬을 조정

대성회에서는 아침에 일어나면 본인에게 옷을 고르게 해 잠옷에서 옷으로 갈아입고 아침 식사를 하러 갑니다. 낮잠을 구별할 수 있고 생활 리듬을 다잡는 계기가 됩니다. 낮에 가능한 본인이 고른 옷을 입고 지내면 집에서 생활하던 때와 비슷하다고 느껴 낮에 침대에서 누워지내는 일도 예전보다 줄어들었습니다.

플러스 +One 원 — 옷을 벗어버릴 때는

옷을 벗어버리는 건 간지럼이나 불쾌감 등의 이유가 있을지도 모릅니다. 벗어버렸을 경우 자택에서는 신경이 안 쓰일지도 모르나 '감기 걸리면 걱정되니까 날 위해 옷을 입어달라'고 말을 해 봅시다. 됐다고 포기하는 것도 한 방법입니다.

플러스 +One 원 — 다정하게 지켜보기

보통 사람에겐 별것 아닌 일이지만 환자 본인은 필사적일 때가 있습니다. 소매에 팔을 넣기도 힘들죠! 팬티를 머리에 뒤집어 쓰거나 스웨터에 발을 집어넣으려고 할 때 등은 다 입을 때까지 기다리는 게 중요합니다. 본인이 포기하면 "이쪽이 더 멋지고 입기 편해요"라고 말하며 입도록 유도합시다.

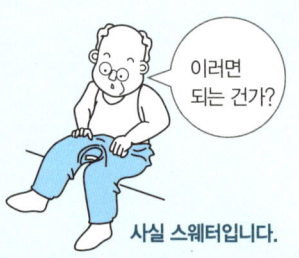

이러면 되는 건가?

사실 스웨터입니다.

23 입욕(목욕)을 순조롭게

입욕(욕조에 들어가기)은 사실 매우 고도의 동작입니다. 옷 갈아입기, 보행, 몸 씻기, 머리 씻기, 욕조에 걸터앉기, 앉았다 서는 동작, 온도조절 등의 복잡한 인식 및 동작이 혼재되어 있습니다.

포인트 입욕의 목적과 문제

목욕을 하면 청결을 유지할 수 있으며 감염예방 및 심신의 긴장 완화, 통증 완화 효과가 기대됩니다.

● **입욕의 어려움**

① 목욕을 하기 싫어함
② 몸은 움직이나 순서를 모름
③ 입욕 동작을 못하게 됨(도움이 필요한 정도가 늘어남)
④ 목욕물 온도 조절이 어려워짐
⑤ 욕조에서 나오기 싫어함

● **입욕을 하기 싫어하는 사람에겐 이유가 있다.**

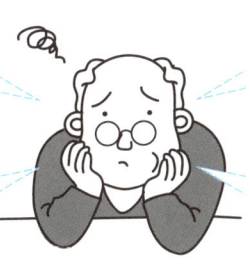

자세히 입욕을 권하는 방법 · 한마디

❶ 입욕의 이미지를 그릴 수 있도록

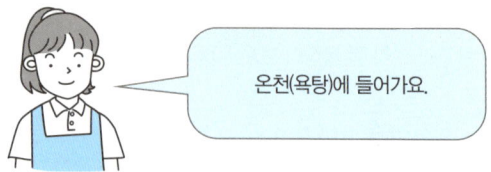

온천(욕탕)에 들어가요.

❷ 본인이 씻고 싶어지도록

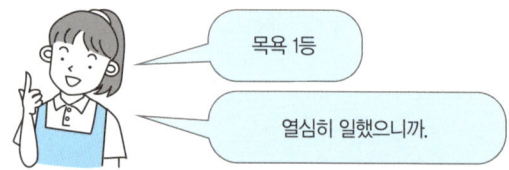

목욕 1등

열심히 일했으니까.

❸ 친한 사람이나 신뢰관계가 구축된 사람한테 권유해달라고 하기

❹ 자연스럽게 의류를 벗을 수 있도록

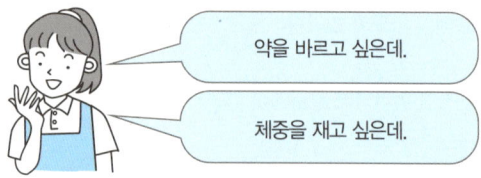

약을 바르고 싶은데.

체중을 재고 싶은데.

❺ 입욕 후의 시원한 음료를 기대하며
  커피우유나 (알코올이 없는) 맥주 등을 준비합시다.

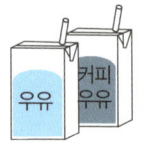

목욕을 싫어하는 사람도 일단 들어가면 개운해서 만족하는 경우가 많습니다.

자세히 입욕을 싫어할 때는

● **어떻게 말할지 고민하기**

"같이 들어가요" "등 밀어드릴게요" 등 말을 해 봅시다. 거리를 두는 것도 중요하니 시간차를 두고 다시 권해보거나 권하는 사람을 바꿔보는 것도 한 방법입니다.

● **수욕·족욕을 해본다**

환자가 목욕이 기분 좋은 거라고 느낄 수 있도록 수욕·족욕부터 시도해보고 발끝부터 샤워기로 물을 조금씩 뿌리는 것도 효과적입니다.

● **입욕 시간대를 변경**

집에서는 밤에 입욕하는 분이 많을 겁니다. 병원이나 시설에서는 낮에 입욕하는 경우가 많은데 집에 있던 때처럼 '물이 식을까 봐' 걱정하는 분들도 많기 때문에 저녁이나 야간이라면 씻겠다고 하는 분들도 계시다고 합니다. 그런 분들의 희망에 맞춘 시간대에 목욕을 하도록 대응하는 것도 좋은 방법일 겁니다.

● **재택인 경우는**

자택에서는 가족이나 도우미, 방문 간호사 등이 대응을 하는데 가장 고생하는 것이 '씻기 싫다'는 경우입니다. 우선 '왜 씻고 싶어 하지 않는가?' 이유를 찾아내 환경 등에서 대응이 가능하다면 대응하고 입욕순서를 모르는 부분을 도와줍시다. 씻자고 권할 때는 '땀띠가 났다고 들었는데 보여줄래요?(협력과 부탁)'라고 하면 옷을 벗어주는 경우도 있습니다. 옷을 벗는다면 거의 성공입니다.

그리고 조금이라도 협조해준다면 반드시 칭찬을 해 줍시다.

자세히 욕실에는 위험요소가 가득!

교통사고사와 욕실에서의 사망사고, 어느 쪽이 더 많을까요? 실은 욕실입니다. 입욕 중 돌연사나 넘어지는 걸 주의하십시오.

- 탈의실이 춥다 ➡ 난방을 설치해 온도차를 줄인다.
- 탈의실에서 옷을 갈아입을 때 넘어짐 ➡ 의자를 설치
- 욕실 바닥이나 타일이 미끄러움 ➡ 욕실 매트, 손잡이
- 욕실 의자가 낮고 허리를 굽히기 어려워 앉기 힘듦
  ➡ 샤워체어(입욕용 의자)
- 욕조에 드나들 때 불안정 ➡ 배스보드(입욕대), 손잡이
- 욕조가 깊음 ➡ 욕조대(욕조내 의자)

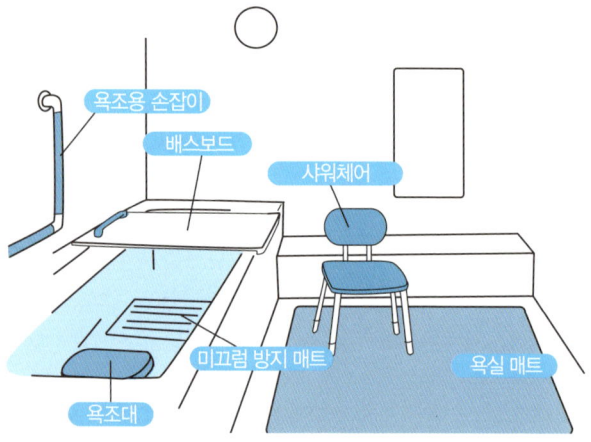

 재활 전문직은 입욕동작 연습 및 개호법 지도, 복지용품 조언도 하고 있습니다.

플러스 +One 원 | 가능한 자택에서 입욕을 하기 위해

향후 편리한 입욕 목적의 데이서비스 이용이 제도상 어려워질 것으로 예측되므로 가능한 자택에서 입욕을 포기하지 않는 것이 중요합니다. 도저히 가족의 부담이 커서 힘들 때는 방문 서비스 상담을 해 봅시다.

케어 한마디

입욕환경 정비

대성회 그룹에 있는 실제 욕실입니다.
① 대중탕에 온 기분을 느끼도록 온천 마크가 붙은 포렴, 일본식 정원이 보이는 욕실
② 본인 취향의 욕탕
③ 때로는 사과탕, 유자탕, 입욕제
④ 탈의실이 춥지 않도록 배려
⑤ 복지용품으로 부담을 경감

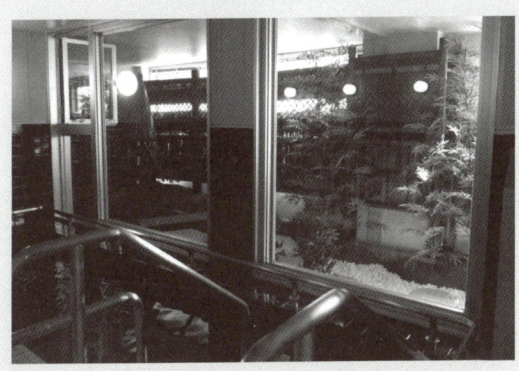

아울러 입욕제는 기분이 전환되는 장점이 있긴 하지만 미끄러지기 쉬워 넘어지는 원인이 되는 일도 있으므로 주의가 필요합니다.

24 식사 관련 어려움

먹지 못하거나 과식을 하거나 음식이 아닌 걸 먹으려고 하는 등 식사를 함에 있어 어려움이 있습니다. 이런 행동에는 많은 원인이 있습니다.

포인트 식사 때 어려움과 그 이유

- **과식**
  - 먹었다는 사실을 잊어버림
  - 약의 영향으로 식욕이 항진함
  - 할 일이 없으니 먹는 데만 집착하게 됨

- **식사 거부**
  - 허약해져 식욕이 없음
  - 약 영향으로 식욕이 없음
  - 그 사람에게는 삼키기 힘든 음식이라 먹지 않음
  - 약 영향이나 고령 탓에 타액이 줄어들어 먹기 힘듦
  - 영양불량에서 오는 미각 이상 등으로 인해 맛있다고 느끼지 못함
  - 식사를 식사로 인식하지 못함
  - 식사에 독이나 약이 들어 있다는 의심 때문에 먹지 않음
  - 식사를 만드는 사람이나 먹이려는 사람이 싫어서 먹지 않음

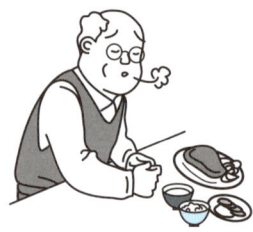

자세히 과식에 대한 대응

- 다 먹은 그릇을 한동안 그대로 둬 먹었다는 사실을 인식할 수 있도록 함.
- 다 먹은 뒤 확실히 수분을 섭취하게 해 만족감을 줌.
- 약이 원인이 되어 식욕이 지나치게 항진된다면 원인이 되는 약(예를 들어 항우울약) 등을 줄여달라고 함.

아울러 금방 배가 고플 때는 건어물이나 사탕 등 먹는 데 시간이 걸리는 간식을 놔둬봅시다. 미리 주식을 좀 줄여 분할해서 식사를 하도록 하거나 다이어트용 곤약 식사를 시도하는 등 하루의 칼로리를 늘리지 않는 방법도 필요합니다. 또 이렇게 함으로써 식사가 아닌 걸 먹는 '이식'을 막을 수 있습니다.

자세히 식사를 거부할 때는

우선 왜 먹지 않는지 이유를 찾는 게 중요합니다. 그 이유에 따라 대책을 생각합시다.

● 식욕이 안 생김

식욕이 생기지 않는 경우는 도네페질 등의 인지증 치료약이 원인인 경우도 있습니다. 감량이나 중지, 혹은 위약 추가가 효과가 있습니다.

육군자탕이란 한약도 종종 효과적입니다. 아연 결핍에 의한 미각 이상이 원인이라면 아연을 포함한 약제가 효과적입니다. 예방에는 굴이나 코코아 등 아연이 많이 포함된 것을 섭취하는 것이 좋습니다.

● 타액이 줄어듦

타액이 줄어든 경우는 항콜린작용이 있는 약을 체크하거나(감량·중지) 타액선을 마사지하거나 마른 오징어를 씹는 연습도 효과적입니다. 찢어서 일부를 입 밖에 낸 채 씹으면 턱 관절 운동도 되고 타액도 많이 나오고 맛도 좋습니다. 식사 전에 '파/타/카/라'를 반복하는 발성연습도 효과적입니다.

● 음식이라 인식하지 못함

음식이라고 인식하지 못할 때는 주의를 거기 돌리도록(다른 데 주의가 가지 않도록) 냄새를 맡게 하거나 눈앞에 음식을 보이거나 음식을 가까이 대줍시다. 밥그릇이나 큰 그릇에 밥과 반찬을 같이 담으면 한곳에 집중할 수 있는 만큼 계속 먹을 수 있습니다.

또 흰 밥을 흰 그릇에 담으면 눈에 잘 띄지 않습니다. 색깔이 있는 밥그릇을 사용하는 등의 방법을 취하면 밥을 인식할 수 있게 됩니다. 숟가락에 얹은 음식을 입에 옮기는 경우도 한 번 눈앞에 보여줘서 인식을 시킨 뒤 "맛있어요"라고 말하며 입에 갖다 대면 협조적이 됩니다.

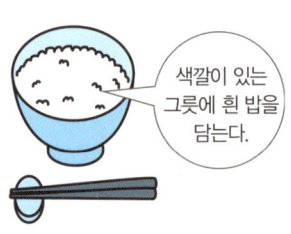

색깔이 있는 그릇에 흰 밥을 담는다.

즐거운 분위기에서 화기애애하게 식사하십시오.

● 삼키기 쉽게 하는 노력을

나이가 들면 연하기능(삼킴)이 저하되어 삼키기 힘들어지고 사래가 걸리기 쉬워집니다.

특히 쉽게 사래가 걸리는 건 된장국 등 국과 건더기가 같이 들어 있어 넘기는 데 시간차가 있는 경우입니다. 사래가 걸리는 사람에게는 된장국 건더기와 국물을 나눠서 담아주는 등의 방법이 중요합니다.

플러스 +One 원 이식(異食)

먹을 수 없는 걸 입에 넣는 '이식'은 먹을 수 있는 것처럼 보이거나 뭐든 입에 넣으려 할 때 발생합니다. 이식이 시작되면 입에 넣으면 안 되는 건 근처에 두지 않도록 하고 입에 넣어도 괜찮은 걸 몇 가지 주변에 놓아 둡니다. 또 과식하지 않도록 '먹는 것 외에 정신을 돌리도록' 하는 것도 생각해 봅시다.

플러스 +One 원 고령자 유동식

삼키기 쉬운 식사로 고령자 유동식이 있습니다. 가정에서 가능한 메뉴도 있으므로 참고하십시오. 〈가정에서 만들 수 있는 고령자 유동식 레시피-먹기 쉽고 삼키기 쉬운〉(구로다 루미코 저·가와데쇼신샤) 등을 참고하십시오.

케어 한마디 또 드셔주실 거죠?

기분이 들쭉날쭉해 먹다 안 먹다 하는 B씨. 오늘은 식사에 손을 대지 않습니다. 그래서 "영양사가 B씨를 위해 특별히 만들어줬으니 맛 좀 보세요"라고 말을 걸자 어두웠던 표정에 약간 미소가 돌며 "어디 먹어볼까"하고 숟가락을 집어 거의 다 섭취했습니다. "드셔주셔서 고마워요. 또 드셔주실 거죠?"라고 말을 걸자 웃으며 "응" 하고 끄덕였습니다. 그 뒤에도 가끔 기복이 있지만 스스로 식사를 하는 일이 많아졌습니다.

25 구강 케어로 몸 상태도 체크

입에는 많은 균이 있으며 치주병은 몸에도 영향을 준다는 사실이 알려져 있습니다만 인지증 환자는 스스로 구강을 케어하거나 구강 케어 도움을 받기가 어렵습니다. 왜일까요?

포인트 구강 케어에는 신뢰관계가 필요

입안을 남에게 보여주는 걸 매우 부끄러워하는 사람이 많다고 합니다. 평소 혼자서는 확인할 수 없는 곳이고 감각이 둔한 데다 점막은 피부에 비해 부드러워 쉽게 상처가 나고 방어가 안 되는 곳입니다. 그런 부분을 남에게 맡기는 것이니 신뢰관계가 구축되어 있지 않으면 마음 놓고 모든 걸 맡길 수는 없겠죠. 실은 구강 케어는 구강의 문제뿐만 아니라 사람과 사람의 유대감부터 생각해야 하는 중요한 케어입니다.

- **강요하면 역효과, 편하게 하는 게 중요**

그러므로 '입 벌리기 싫다'고 이를 악문 사람에게 몇 명이 달라붙어 억지로 입을 벌리게 하는 케어는 그 사람에게는 공포와 혐오밖에 주지 못합니다. 대화를 하며 스스로 입을 벌리거나 편하게 턱에 힘을 빼는 등 턱 근육의 긴장이 풀린 상태를 만든 뒤 케어를 할 필요가 있습니다.

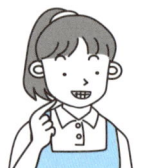
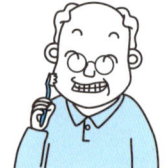

자세히 구강 케어 상품도 효과적

그렇다고 해도 매번 시간을 들여 구강 케어를 하기란 어려우므로 본인이 스스로 입 안에 넣고 싶어 하는 구강 케어 상품을 사용하는 것도 중요합니다. 그 사람의 취향에 맞는 칫솔을 쓰고 자꾸 씹는 사람에게는 가능한 부드러운 칫솔이 달린 것을 사용하도록 하는 게 중요합니다.

- **구강건조와 같이 탈수 등을 체크**

고령자는 타액이 부족해져 구강건조도 큰 문제가 됩니다. 구강건조를 막으려면 시판되는 보습제 및 처방된 바셀린(프로페트) 등도 효과적입니다. 구강용 젤을 묻혀 뺨 안쪽을 부드럽게 마사지하면 타액이 쉽게 나옵니다. 구강 젤에는 맛을 첨가한 것도 있으며 과즙이나 막대사탕을 빠는 것도 타액 분비를 촉진해 줍니다. 즐거움의 하나로 케어에 반영해 봅시다.

또 입안이 건조할 때는 피부 건조도 같이 살펴보십시오. 피부도 건조하고 탄력이 떨어질 때는 입뿐만 아닌 전신 탈수도 발견되는 경우가 있습니다. 몸을 케어할 때는 케어하는 부분뿐만 아니라 그 사람의 전신 상태를 꼼꼼히 살펴보십시오. 힌트는 많이 숨어 있습니다.

플러스 +One 원 절대 구강 케어를 못하게 한다

그런 경우에는 차 등을 식후에 마시도록 하기만 해도 음식물 찌꺼기를 제거할 수 있습니다. 인지증 말기에는 흡인성 폐렴으로 사망하는 경우가 많기 때문에 구강 케어는 흡인 예방의 효과 면에서도 중요합니다.

인지증을 예방하고 진행을 늦추자

인지증 예방이란 발병을 늦추는 것입니다. 인지증의 최대 위험인자는 나이를 먹는 것으로 90세를 넘기면 인지증에 걸리지 않는 게 더 소수입니다. 그래도 건강에 좋은 생활방식으로 발병과 진행을 늦출 수 있습니다.

포인트 건강에 좋은 건 인지증도 예방해준다

인지증을 예방하는 생활방식은 옛날부터 건강에 좋다고 여겨져 온 것들입니다. 생애에 걸친 건강한 생활이 인지증 발병을 늦추는 데 효과적이며 수명을 늘려줍니다. 수명이 늘어나면 인지증에 걸리는 것도 늦출 수 있습니다.

◉ 생애단계별 인지증 위험인자와 보호인자

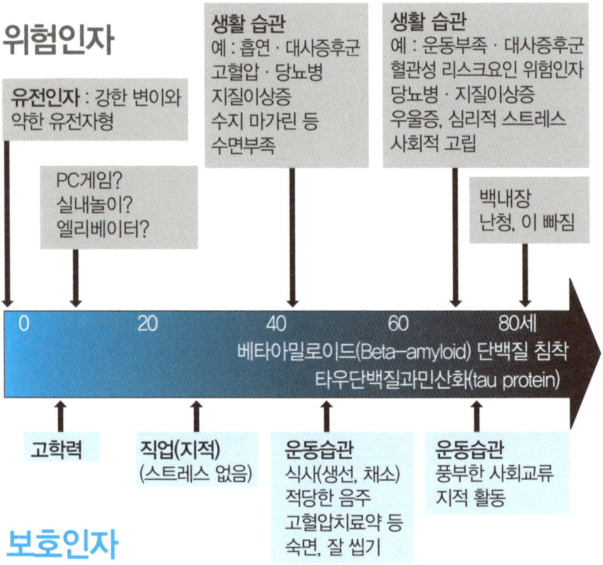

위험인자

- **유전인자**: 강한 변이와 약한 유전자형
- PC게임? 실내놀이? 엘리베이터?
- **생활 습관**
  예: 흡연·대사증후군
  고혈압·당뇨병
  지질이상증
  수지 마가린 등
  수면부족
- **생활 습관**
  예: 운동부족·대사증후군
  혈관성 리스크요인 위험인자
  당뇨병·지질이상증
  우울증, 심리적 스트레스
  사회적 고립
- 백내장, 난청, 이 빠짐

0 — 20 — 40 — 60 — 80세
베타아밀로이드(Beta-amyloid) 단백질 침착
타우단백질과민산화(tau protein)

보호인자

- 고학력
- 직업(지적) (스트레스 없음)
- 운동습관, 식사(생선, 채소), 적당한 음주, 고혈압치료약 등, 숙면, 잘 씹기
- 운동습관, 풍부한 사회교류, 지적 활동

Fratiglioni L et al: lancet Neuro 3:343-353, 2004 를 참고로 작성

자세히 인지증을 예방하고 진행을 막기 위해서는

❶ 가장 효과적인 건 신체활동(운동)
운동으로 근육을 움직이면 근육에서 뇌로 BDNF라는 신경 성장 호르몬을 늘리라는 명령이 갑니다. 이 BDNF는 신경세포를 키우고 해마의 신경세포를 늘려 기억력을 좋게 합니다. 운동에는 뇌 위축을 막는 움직임 및 알츠하이머병의 뇌병변(β단백질 및 타우 축적 → P.230) 진행을 막는 작용도 있습니다.

❷ 건강한 식사
중년 무렵부터 생선과 채소를 먹고 칼로리는 조금 줄이며, 마가린 등의 인공유지는 피하고 술은 적당량(마신다면 레드와인을 추천), 담배는 피우지 않는 것이 중요합니다.

❸ 심리적 스트레스를 줄이기
걱정하지 않는 긍정적인 마음으로 기분 좋게 생활합시다. 그리고 주변 사람들과 즐겁게 교류를 해 고립되지 않는 것이 중요합니다.

❹ 생활 습관병을 예방·치료
고혈압증, 당뇨병, 지질이상증 등의 대사증후군(메타볼릭신드롬; Metabolic Syndrome)을 적절한 식사나 신체활동으로 예방하며 이들 질병이 발병하면 확실히 치료합시다.

❺ 눈, 귀, 치아
눈이 확실히 보여 글씨를 읽을 수 있고 귀가 잘 들려 대화가 가능하고 치아가 고르게 나(혹은 의치를 넣어) 잘 씹는 것. 이는 인지기능 유지에 매우 중요합니다.

남은 기능을 유지하고 폐용을 방지

인지증의 진행을 늦추기 위해서는 '인지증이라도 할 수 있는 일이 있는' 시점에 남겨진 기능을 끌어내 사용하며 잃지 않도록 하는 것이 중요합니다.

포인트 인간의 기능은 사용하면 유지된다

인간에게 갖춰진 기능을 사용하지 않아 잃는 것을 폐용이라 합니다. 인지증은 기본적으로는 진행성이므로 한번 상실된 기능은 좀처럼 회복되지 않습니다. 본인이 못하는 걸 뭐든 대신해 주는 것보다 못하는 단계를 찾아 그 부분만 지원함으로써 생활행위를 '스스로' 할 수 있도록 하는 것이 달인입니다.

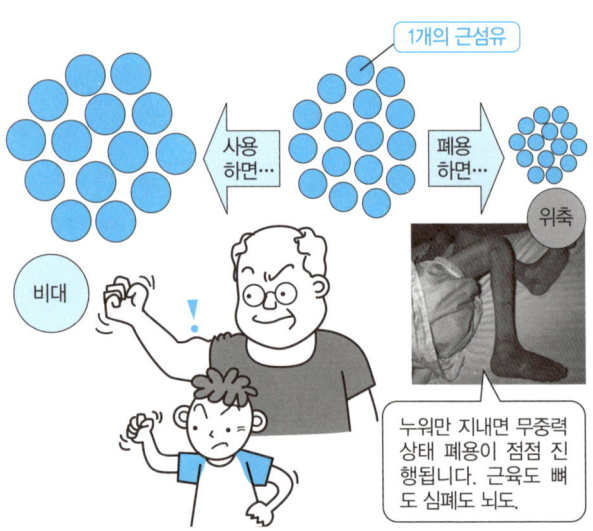

자세히 인간의 기능은 쓰지 않으면 상실된다

❶ 근육도 뼈도 뇌도 폐용

운동으로 근육을 움직이면 근육은 서서히 두터워짐과 동시에 뼈도 튼튼해집니다(왼쪽 페이지 그림). 반대로 사용하지 않으면 근수축 및 골다공증을 유발합니다.

근육을 1주일간 전혀 쓰지 않으면 근력이 20퍼센트 정도 떨어집니다. 예를 들어 팔이 골절되어 깁스를 감아 움직이지 않도록 하면 1달 후에는 근육이 마르고 인대도 수축됩니다.

❷ 심혈관계도 폐용

지구에는 중력이 있습니다. 중력을 버티고 서 있는 것만으로도 자세를 유지하는 '항중력근'이 폐용되지 않습니다. 침대에 누워 있는 상태는 폐용의 온상입니다. 근육이나 뼈 뿐만 아니라 심혈관계도 약해집니다. 서 있으면 중력에 저항해 머리 끝까지 혈액을 보내야만 하고 발끝에서 혈액을 심장으로 돌려보내야만 합니다. 누워 있으면 이런 작용을 할 수 없습니다. 하지만 한 달이나 누워 있으면 일어나자마자 뇌허혈로 기절하게 됩니다. 심혈관계를 지배하는 자율신경계에 폐용이 일어나기 때문입니다.

❸ 뇌도 폐용

침대에 누워 있으면서 천장만 보고 얘기할 사람도 없다면 뇌에 입력되는 정보가 줄어들어 인지기능 폐용이 일어납니다.

이렇게 극단적인 경우가 아니라도 인지증이라 못한다고 역할을 빼앗아버리면 폐용이 진행되어 가능한 일이 줄어듭니다. (가능할 때까지) 기다리는 케어는 시간이 걸리지만 폐용을 막고 능력을 유지하는 데는 무척 중요한 일입니다.

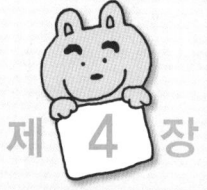

제 4 장

감정이나 행동 문제에 대한 대처
–행동·심리증상(BPSD)에 대한 대응

BPSD는 케어의 영향이 크다

인지증을 진료할 때는 BPSD(Behaviral and Psychological Symptoms of Dementia)를 유발하지 않도록 하는 것이 중요합니다.

포인트 BPSD와 케어

BPSD는 인지증 때문에 일어나는 신체적 공격, 고함, 불온, 배회, 불안, 우울, 환각, 망상 등의 증상으로 케어의 영향을 크게 받습니다.

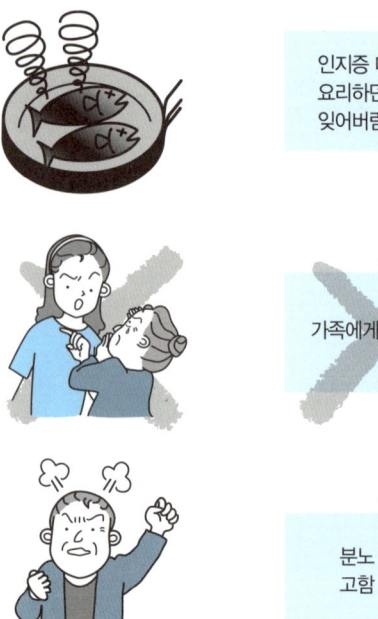

인지증 때문에 요리하던 것을 잊어버림

가족에게 질타를 받음

분노 · 흥분
고함 · 폭력

인지증이란 병을 아는 것이 케어와 환경 정비의 첫걸음입니다. 가족의 반응이 달라지기만 해도 BPSD를 예방하거나 크게 줄일 수 있습니다. 주변의 이해와 올바른 대응, 인지증 환자라도 살기 좋은 환경 만들기가 BPSD를 경감하는 데 중요합니다. BPSD는 반응에 따라 반대로 증가할 수도 있습니다.

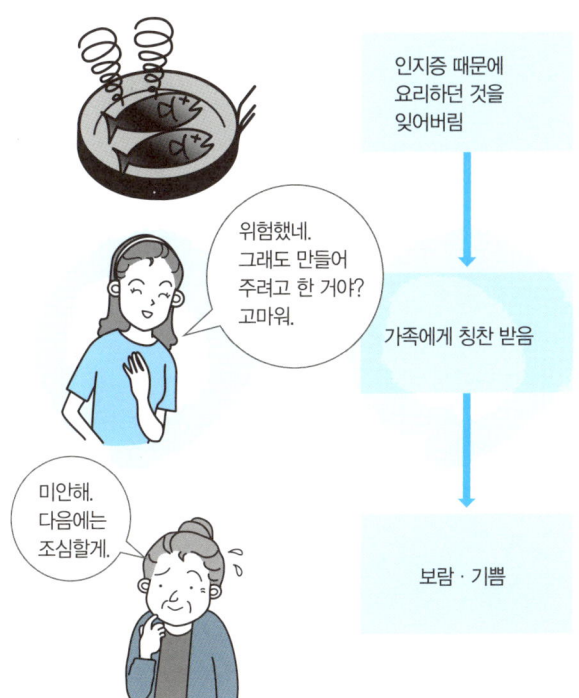

BPSD는 예방이 중요하다

BPSD는 어떤 때 발생하는지를 생각하고 그 상황에 빠지지 않도록 하는 것이 예방으로 이어집니다.

포인트 이런 때 BPSD는 일어난다

- 행동 및 언동을 부정당했을 때
- 본인은 옳다고 생각하는데 혼이 났을 때
- 얘기를 들어주지 않을 때
- 하고 싶은 일을 못하게 했을 때
- 본인이 하기 싫은 일을 하라고 했을 때
- 자존심에 상처를 받았을 때

이는 우리도 마찬가지입니다.

'인지증이니까', 'BPSD를 일으키지 않도록'이라고 생각하지 말고 '나라면 어떻게 해 주기를 바랄까', '난 어떤 취급을 당하면 불쾌했나?' 하고 한 발 물러서 생각해 봅시다. 대부분의 경우 전조가 있습니다(표정이 험악해지거나 불쾌함이 계속되면 화를 내는 등).

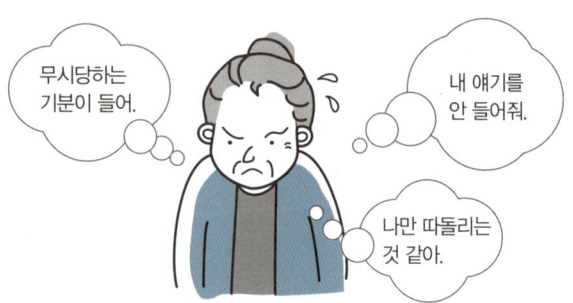

자세히 입장을 바꿔 생각해 보자

가장 중요한 건 'BPSD를 일으키지 않도록 하는 것'이며 대답은 간단합니다. '만약 나였다면 어떻게 해 주기를 원할까?' 하고 입장을 바꿔 생각해 봅시다. '당하면 싫은 일'은 절대 하지 말고 미소로 대합시다. 당신의 미소를 보고 사람의 뇌 속에 있는 '흉내를 내는 신경세포=거울뉴런'이 상대방을 미소짓게 할 것입니다.

또 병식저하(자각이 없음 → P.22)를 개호자가 이해하는 것도 중요합니다. '본인은 실패했다는 걸 모름·생각하지 않음'이란 것을 이해한 뒤 쓸데없는 말을 하지 않도록 개호하는 것이 BPSD를 예방하는 요령입니다.

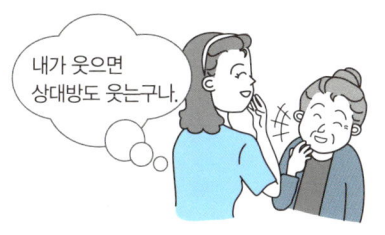

플러스 +One 원 '○○하지 마!'를 조심하자

작은 일들이 쌓여 크게 폭발하는 일도 적지 않습니다. 잘 알려져 있는 것으로는 '스피치 록'으로 "○○하지 마"라는 말을 반복하는 것입니다.

인지증 환자가 화장실에 가고 싶어서 일어나다 비틀거려 위험한 걸 보고 개호자가 이유도 묻지 않고 "일어나지 마"라고 말립니다. 말리는 사람은 혼을 내려던 게 아닙니다. 하지만 몇 번이고 반복되면 인지증 환자는 갑자기 화를 냅니다. 실은 그 사람은 좀 전부터 '화장실에 가고 싶다'는 걸 표현했던 것입니다.

망상 · 귀가 희망

갑자기 "너 돈 훔쳤지?" 하고 근거도 없는 말을 하거나 자기 집인데 "실례했습니다"라며 돌아가려고 하는 일은 없나요?

포인트 망상은 바로잡을 수 없는 착각

망상은 '며느리가 돈을 훔쳤다', '남편이 바람을 피운다' 등 현실에 맞지 않는 잘못된 생각으로 주변에서 바로잡을 수 없을 만큼 강한 착각을 말합니다. 종합실조증이나 우울증 등의 정신질환 및 약물 영향 등에 의해 나타나기도 하지만 알츠하이머형 인지증에서도 초기부터 종종 나타납니다.

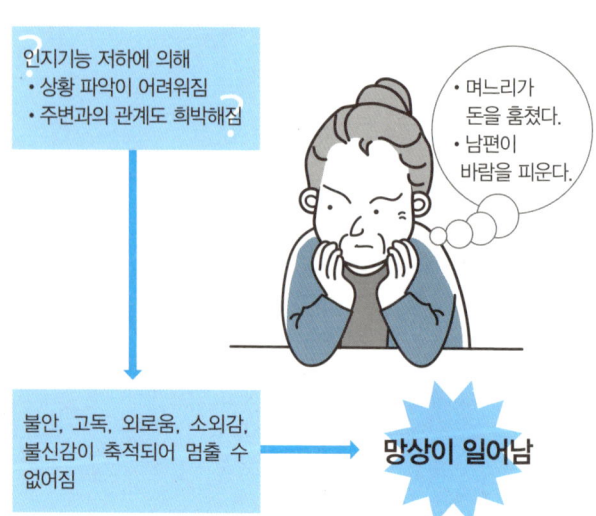

- **망상의 배경**

알츠하이머형 인지증은 인지기능 저하에 따라 상황 파악이 어려워지거나 주변과의 관계가 희박해집니다. 때문에 강한 불안감 및 고독감, 소외감이 쌓여 본인이 그걸 막을 수 없어지면서 도둑질 망상이나 질투 망상 등의 피해망상으로 발전합니다.

자세히 망상에 대한 대응

피해와 관련한 내용의 망상은 케어하는 사람을 나쁜 사람으로 모는 경우도 많아 좀처럼 냉정하게 대응하기 어렵고 그만 감정적이 되어 강하게 부정하게 됩니다.

하지만 바로잡을 수 없는 착각이 망상입니다. 생각을 고치라고 대응하는 건 효과가 없습니다. 망상의 대부분은 자신의 존재의의가 상실된 데 따른 불안이나 외로움을 메우려는 발현이므로 궁지에 몰린 상황에서의 필사적인 표현이기도 합니다.

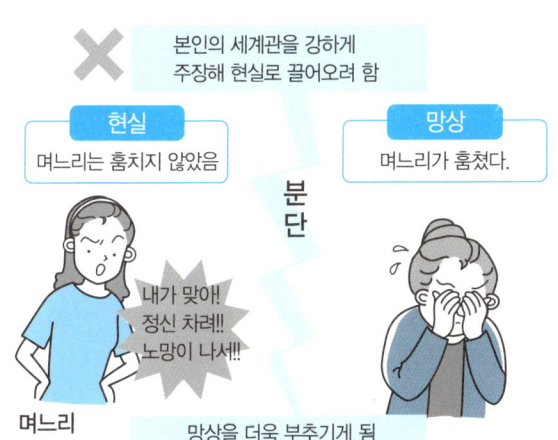

- 평소에도 다정하게 말 걸기
- 집안일의 일부를 역할 분담 제공
- 안마 등을 통해 상호간의 터치 커뮤니케이션

등 망상의 배경에 있는 불안과 고독 등의 감정을 누그러뜨리는 대응이 가장 중요합니다.

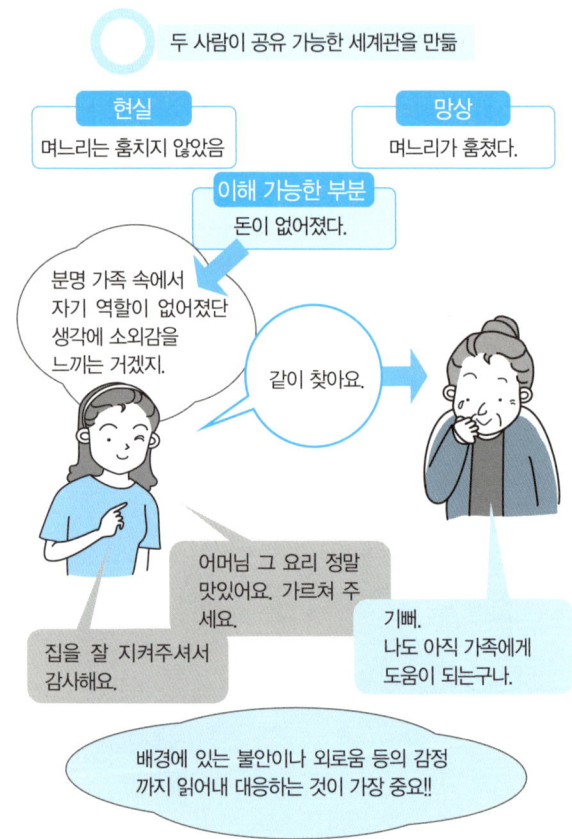

구체적인 망상에 대한 대응은 망상 속에서 이쪽이 이해 가능한 부분에 초점을 두고 거기서부터 같이 공유할 수 있는 세계관을 만드는 것입니다. '도둑질'이면 물건이 없어졌음을 이해할 수 있으므로 '그럼 같이 찾아보죠'라고 제안을 해보는 것도 좋을 것입니다. 또 이러한 착각의 배경에 있는 감정을 읽어내 경감시킬 수 있는 대응을 할 수 있다면 더 좋겠죠.

포인트 귀가 희망은 자신의 위치를 알 수 없어 생긴다

귀가 희망이란 '집에 가고 싶다'고 자꾸만 강하게 호소하는 것입니다. 시설이나 병원뿐만 아니라 집에 있어도 나타나는 경우가 있습니다.

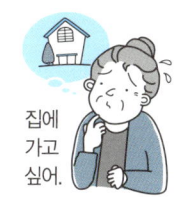

귀가 희망의 배경에는 '여긴 내가 있을 곳이 아니다'란 나름의 생각이 있습니다. 그 장소에 있어야 할 이유를 '알 수 없기' 때문이므로 집에 가고 싶어지는 게 당연합니다.

자세히 귀가 희망에 대한 대응

귀가 희망의 대부분은 그 장소가 불편하거나 강한 불안과 혼란이 느껴져 어떻게든 마음을 진정시키고 싶다는 표현입니다. 인지증 환자는 시간이나 장소를 파악하기 어렵기 때문에 종종 '왜 자신이 여기 있는지' 알 수 없어집니다. 대응으로는 ① 현재의 귀가 희망에 동반된 흥분한 상태와 그 배경에 있는 불안 및 혼란을 누그러뜨리는 단기적인 방법과 ② 평소 본인에게 편안하고 좋은 환경을 만들어가는 장기적인 방법이 있습니다.

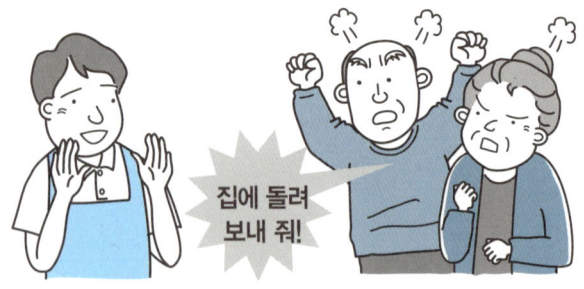

- **단기적인 대응**
  - '집에 못 간다'고 말하지 않기

  "그럼 지금부터 마중 올 사람을 부를 테니 그때까지 차를 드시겠어요" 등 가능하면 흥분한 기분을 전환시킵니다.

  - 냉정함을 되찾게 하기

  마음의 안정을 찾고 싶은 게 본인의 바람이므로 "집에는 누가 사나요?", "언제부터 사셨나요?" 등 사실을 확인하는 등의 질문을 해 확실히 들어주면 냉정을 되찾게 됩니다.

- **장기적인 대응**
  - 가능한 본인이 안심할 수 있는 익숙한 환경이나 물건을 준비
  - 본인이 의욕을 되찾을 수 있는 활동이나 역할을 제공
  - 평소부터 확실히 대화를 해둠
  - 자주 쓰는 물건을 가져옴(작은 물건이라도)
  - 가족의 사진이나 꽃병, 불단, 위폐 등으로 안심시키기
  - 유럽에서는 책상이나 의자부터 커튼까지 집안 환경을 그대로 가져올 수 있음

엘리베이터에 그림을 그렸더니

여러분은 자기 행동을 자신이 정할 수 있다고 생각하시나요? 사실 우리의 행동은 주변의 환경과 상호작용을 통해 정해집니다. 예를 들면 평소 걸을 때 다리가 충분히 올라가지 않는 분이라도 계단 앞에 오면 다리가 올라갑니다(계단이 사람에게 얼마나 다리를 올릴 필요가 있는지 정보를 제공합니다).

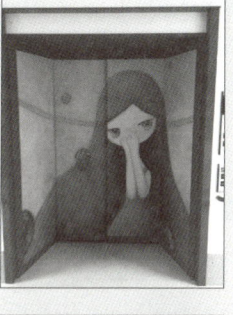

저희 시설에서는 예전에 엘리베이터 앞을 배회하거나 귀가욕구가 있는 분들이 모여 면회자와 같이 엘리베이터를 타고 시설을 빠져나가려고 한 적이 있었습니다.

그래서 '시설에서 나가고 싶으니까 엘리베이터를 탄다'가 아니라 '엘리베이터가 있으니까 타고 싶어진다'고 생각해 엘리베이터 문에 마음이 편안해지는 그림을 그려 엘리베이터 같지 않은 분위기를 내도록 했습니다.

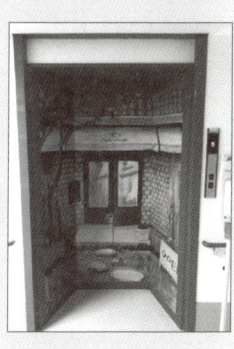

그러자 그림을 바라보는 사람은 있어도 시설에서 나가기 위해 엘리베이터 앞에 모이는 일이 줄어들었습니다. 다만 수풀 그림을 그려 넣은 탓에 거기서 노상방뇨를 하는 분이 생긴 건 예상외였습니다.

환각

아무것도 없는 곳을 가리키며 '누가 있다'고 몹시 겁을 내거나 다른 사람들에게는 안 보이는 누군가에게 말을 거는 행동을 하지는 않나요?

포인트 존재하지 않는 것이 보이거나 들리기도 한다

환각이란 실제로는 없는 게 보이거나 들리거나 느껴지는 것입니다. 정신질환이나 신체질환, 약물 영향, 뇌경색 및 두부외상 등 때문에도 생기는데 레비소체형 인지증의 특징이기도 합니다.

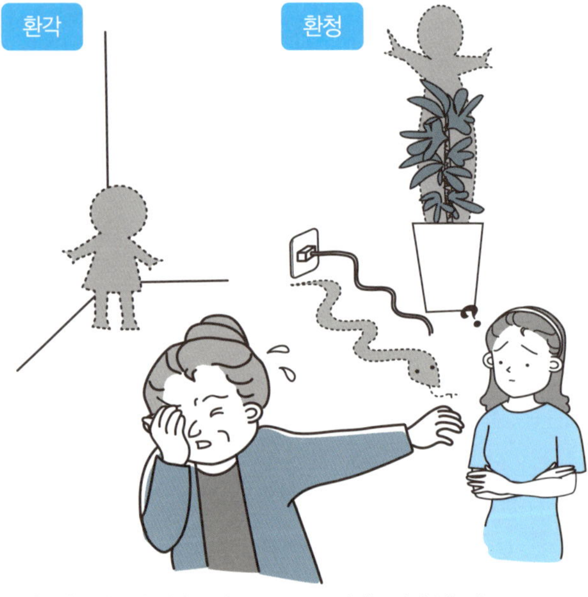

환각

아무것도 없는데 뭔가 보임.

환청

소리나는 것이 없는데
어떤 소리나 사람 목소리가 들림.

● 레비소체형은 환시가 많다

　레비소체형 인지증은 후두엽의 대사 저하에 환각 중에서도 실제로는 존재하지 않는 것이 보이는 환시가 많이 나타납니다. 또 거기 있는 것을 실제와는 달리 인식하는 착시도 자주 나타납니다.

　또 레비소체형 인지증의 경우는 보이는 것에 얘기를 걸거나(말을 걸면 사라지는 일이 많음), 먹을 것을 주려 하거나 불안이나 공포를 호소하는 등 보이는 데 위화감을 느끼지 않고 현실로 받아들이는 일도 많습니다.

　레비소체형 인지증은 환자에게 설명을 하면 남에게는 보이지 않는다는 것을 받아들이고 자기에게만 보인다는 것을 이해할 가능성이 높습니다.

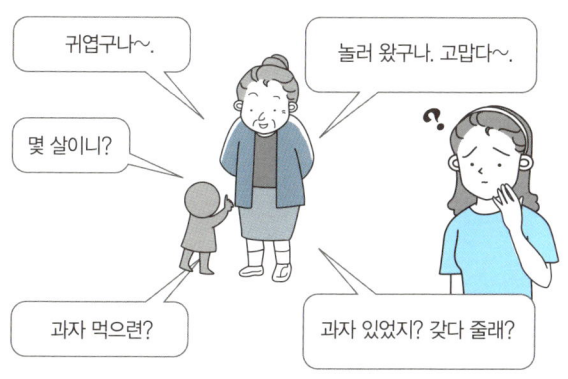

레비소체형 인지증 환자 C씨와의 대화

C씨 : "군인이 매일 밤 찾아와 무섭다. 어떡해야 좋을지 모르겠다."
나 : "군인이 오면 '날 지켜주세요'라고 해보면 어때요?"
C씨 : "용기를 내서 군인한테 말해보니 군인이 무섭지 않아졌어."

자세히 환각·착시에 대한 대응

아래 그림을 보십시오. 알람 시계 뒤쪽인데 사람 얼굴이 보이죠. 한 번 사람 얼굴로 보이면 고치기 어렵고 본인의 불안이나 불신을 키우게 됩니다.

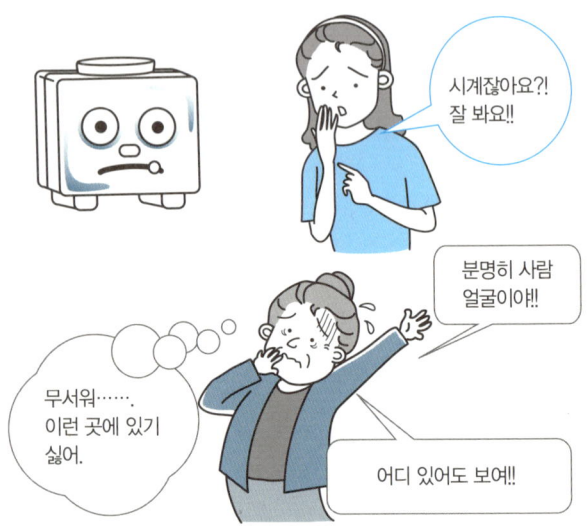

❶ 약을 복용

환각·착시는 다른 BPSD와는 달리 뇌병변에 의해 일어나는 인지기능 장애입니다. 그러므로 뇌 기능을 좋게 하는 약을 복용하는 것이 가장 좋은 대응입니다(→ P.240).

❷ 자극을 제거

환경을 조정해 착시의 원인이 되는 자극을 제거하거나 특정 장소에서 환시가 발생하는 경우에는 그 환경을 바꿔줍니다. 본인이 환경 조정에 참여하는 것도 효과적입니다.

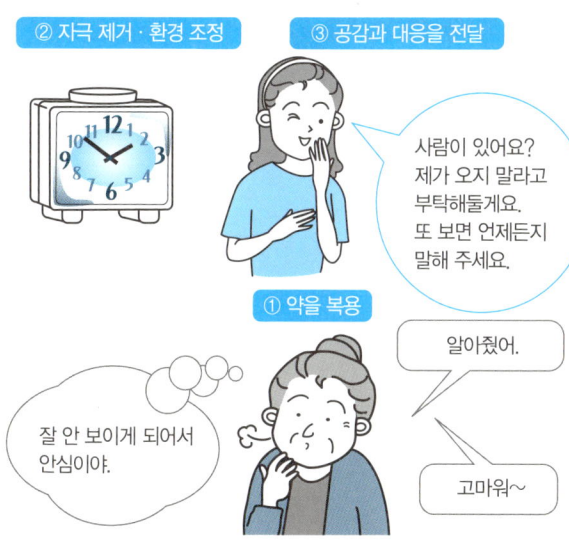

❸ 공감과 대응을 전달
또 본인이 보이는 걸 부정하지 말고(본인에게는 보인다는 사실을 받아들이고 개호자에게는 보이지 않는다고 말하면 자기에게만 보인다는 걸 이해하는 경우가 많습니다) 거기서 생겨나는 감정에 초점을 맞춰 공감하고 대응을 전해 안도감을 주는 것도 중요합니다.

❹ 환시를 없애는 테크닉
"이 주변에서 보여요?"라고 개호자가 환시에 다가가거나 손을 두들기거나 본인에게 눈을 감았다 다시 뜨라고 하면 환시가 사라지는 일이 있습니다. 그 경우는 "이제 괜찮다"고 말해 줍시다.

32 우울증세

인지증 초기에는 우울증이 나타나는 경우가 많습니다. 요인은 인지증 타입에 따라 다릅니다.

포인트 우울한 상태가 2주일 이상 지속

우울증이란 큰 실패나 소중한 것을 잃는 등의 강한 스트레스가 촉매가 되어 나타나는 비관적인 태도나 언동, 나른함 및 의욕 저하 등이 2주일 이상 지속되는 상태입니다.

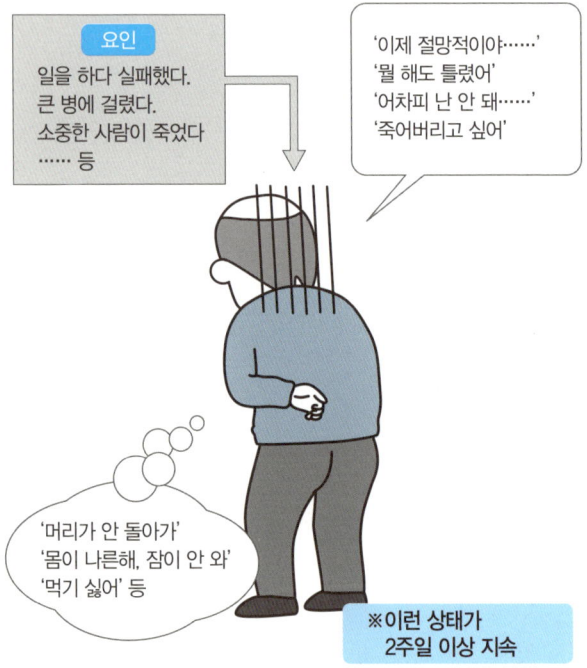

요인
일을 하다 실패했다.
큰 병에 걸렸다.
소중한 사람이 죽었다
…… 등

'이제 절망적이야……'
'뭘 해도 틀렸어'
'어차피 난 안 돼……'
'죽어버리고 싶어'

'머리가 안 돌아가'
'몸이 나른해, 잠이 안 와'
'먹기 싫어' 등

※이런 상태가 2주일 이상 지속

자세히 인지증 환자의 우울증

• **공감과 따뜻한 말을**

알츠하이머형 인지증은 인지기능의 저하로 지금까지 가능했던 일을 수행하지 못하는 등 실패를 많이 경험하게 됩니다.

이에 주변에서 심하게 비난받는 일이 반복되어 자신감을 잃고 주변에서 소외감을 느껴 우울증에 빠지는 경우가 있습니다.

케어를 하는 쪽, 특히 가족 개호자 등은 인지증 발병 전의 본인을 잘 아는 만큼 현재의 상태를 보기 힘들어 자꾸만 비난하는 식으로 말하거나 질타하게 됩니다. 케어하는 쪽도 일단 마음을 진정시키고 본인의 마음에 충분히 공감한 뒤 따뜻한 말을 건네는 것이 좋습니다.

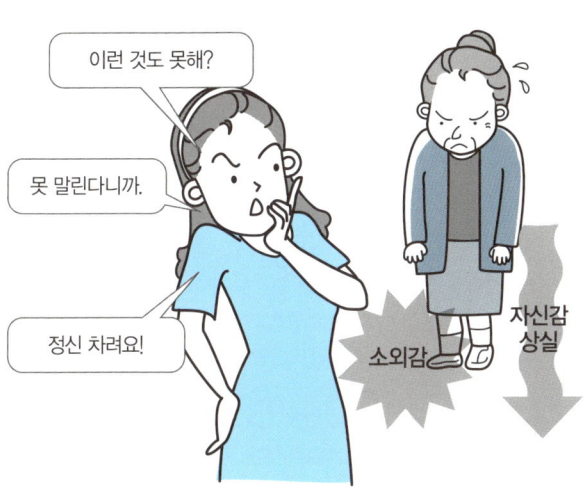

● 혈관성 인지증은 무기력증과의 차이를 주의해야

어느 인지증이든 뇌병변 자체가 우울증을 일으킬 수 있으나 혈관성 인지증의 경우 기력이나 의욕 저하, 감정 빈곤을 특징으로 하는 무기력증 경향이 두드러집니다. 우울증과 무기력증은 비슷하지만 대응 방법이 다르므로 확실히 구분할 필요가 있습니다.

◉ 우울증과 무기력증의 구분법

	우울증	무기력증
의욕	있음	없음
감정	비관적인 감정을 동반	비관적인 감정을 동반하지 않음
생활 지장	본인이 힘들어 함	가족이나 주변이 힘들어 함
치료약	세로토닌을 늘리는 약	도파민, 아세틸콜린을 늘리는 약

케어 한마디

간장과 소스 구분이 안 됨

식사 때 몇 번을 말해도 간장과 소스를 구분하지 못하는 분. '간장은 둥근 병, 소스는 네모난 병'이라고 말해도 구별을 못합니다. 글자는 읽을 수 있으므로 각각 '간장', '소스'라고 병에 붙여놨지만 그래도 구별을 못 했습니다. 왜일까요? 대답은 병에 있었습니다. 간장 병은 둥글어서 글자를 붙여도 일그러집니다. 그래서 소스와 같은 네모난 병에 '간장'이라고 써서 붙여두자 헷갈리지 않고 쓰시더군요. 개호는 트라이&에러&트라이! 트라이! 트라이!

'열심히란 말은 금지어' 그렇다면 어떻게 해야?

우울 상태인 사람에게 '열심히, 힘내라'고 말해서는 안 된다는 건 익히 듣는 얘기입니다. 그 말대로 열심히 하려면 할수록 꼼짝도 못 하거나 이 때문에 더 자신을 탓하는 것이 우울증의 특징이기 때문입니다.

섣부른 격려는 금물이지만 감정을 충분히 헤아려 지금 할 수 있는 것, 하고 있는 것을 얘기해 주고 감사와 칭찬을 하는 것은 우울감을 경감시키는 데 도움이 됩니다.

자세의 효용

여러분 갑작스럽지만 일어나서 어깨를 움츠리고 목을 떨궈 시선을 아래로 향해보십시오. 왠지 기분이 우울해지지 않나요.

그럼 이번에는 가슴을 펴고 어깨를 뒤로 당기고 시선을 약간 위로 생긋 웃음을 지어보십시오. 왠지 기분이 밝아지지 않나요.

자세는 기분을 크게 반영함과 동시에 기분을 정하기도 합니다. 그러므로 자세를 바르게 하기만 해도 마음이 밝아져 우울증이나 의욕저하에 큰 효과가 있습니다.

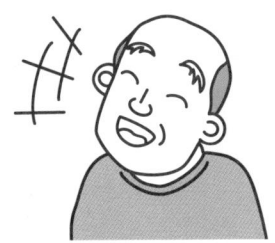

자세히 우울증 치료와 케어의 3원칙

❶ 약 복용

긍정적인 마음을 향상시키는 세로토닌을 늘리는 약이 흔히 쓰입니다. 무기력증의 경우는 기운이나 의욕이 생기는 도파민이나 아세틸콜린을 늘리는 약이 쓰입니다.

❷ 마음의 서포트

본인의 힘든 마음을 잘 들어주고 충분히 공감하는 것이 중요합니다. 케어를 하는 쪽은 힘든 감정에 끌려가는 것이 아니라 공감을 통해 다가가고 응원하고 있다는 것을 전하는 것이 중요합니다. 또 이러한 괴로움 속에서도 할 수 있는 일, 하고 있는 일에 초점을 맞추고 얘기를 하는 것도 우울증을 경감시키는 데 도움이 됩니다.

❸ 환경 만들기

심리적 휴식을 충분히 취할 수 있는 생활환경 조성이 필요합니다. 인지기능 저하에 따른 불안이나 혼란 등을 고려해 안심할 수 있는 환경을 갖추는 것이 중요합니다. 본인의 상태를 지켜보며 부담감을 느끼지 않는 정도에서 운동이나 활동을 반영해 재충전할 수 있게 하는 것도 효과적입니다.

또 하나는 본인에게 아직 남아 있는 능력을 충분히 발휘할 수 있도록 역할이나 보람을 느낄 수 있는 자리를 제공하는 것입니다. 이는 자신감 회복과 소외감 경감으로 이어집니다.

이상의 3원칙을 본인에게 가장 적절한 방법으로 조합해 우울증을 경감시키고 마음의 안정을 찾도록 돕는 것이 매우 중요합니다.

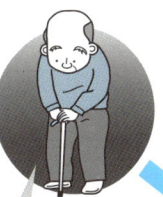
어깨를 움츠리고, 고개를 수그리고, 시선이 아래로 향함.

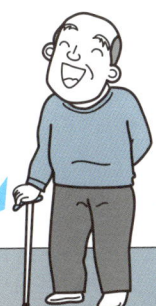
가슴을 펴고, 등을 쭉 펴고, 시선은 약간 위로.

해피!!

4. 감정이나 행동 문제에 대한 대처 – 행동·심리증상(BPSD)에 대한 대응

약

[우울증의 경우]
- 세로토닌을 늘리는 약으로 긍정적인 마음을 향상

[무기력증의 경우]
- 도파민을 늘리는 약으로 의욕을 향상
- 아세틸콜린으로 기운을 향상

마음의 서포트

- 따스함을 갖고 본인의 어려움에 충분히 공감하기
- 언제든지 당신의 편이며 응원하고 있음을 전하기
- 할 수 있고 하고 있는 부분을 충분히 높이 평가하기

환경 만들기

- 인지기능 저하를 고려해 본인이 안정되게 생활할 수 있는 환경 만들기
- 부담 없이 할 수 있는 운동이나 활동 도입
- 역할이나 보람을 느낄 수 있는 자리 제공

불안·흥분·분노·비협조적 태도

가족이나 시설 직원 등이 가장 힘들어 하는 것은 폭언·폭력입니다. 갑자기 화를 내거나 손을 올리거나 밥상을 뒤집는 경우가 있는데 사실 우리에겐 갑작스러운 것처럼 보여도 본인에게는 계기가 있는 경우가 많습니다.

포인트 자택이나 병원에서의 난감한 행동

- 치료를 해야 하는데 난동을 피움
- 링거를 뺌
- 안정을 취하지 못함
- 병이나 부상으로 증상이나 부위를 설명하지 못함
- 큰소리를 지름
- 물어뜯음, 할큄, 때림
- 물건을 던짐, 잡으려고 함 등

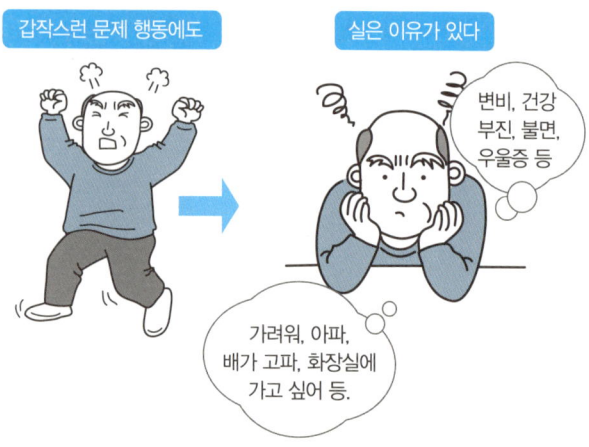

※배변이나 옷 갈아입기, 입욕, 식사 등의 어려운 점(→ P.70, 101, 105, 110)

가려워, 아파, 배가 고파, 화장실에 가고 싶어 등

- **본인의 기분이나 몸 상태가 나쁜 경우**
  - 가려움, 통증
  - 공복, 변비
  - 화장실에 가고 싶다
  - 불면이나 우울증 등

'왜 이런 일을 할까' '왜 그럴까' 하고 상대방의 마음이 되어 생각해 봅시다.

- **환경 등이 영향을 주는 경우**
  - 주변 소음
  - 고온이나 너무 밝은 조명
  - 자신은 이해할 수 없는 행동을 하는 사람이 있음
  - 동성 혹은 이성이 불편함 등

자신의 뜻이 전달되지 않거나 원하지 않는 일을 당하면 더욱 상황이 악화될 수 있습니다. 우선 '왜 그런 행동을 하는지 원인'을 찾읍시다.

 최소한의 밝기로

너무 밝은 조명도 불온·흥분의 원인이 될 수 있으므로 대성회에서는 야간 기저귀 교환 시 되도록 수면을 방해하지 않도록 한 사람마다 최소한의 조명으로 대응하고 있습니다.

 불온이란 침착하지 못하고 어슬렁거림, 우왕좌왕함, 걱정 때문에 불안해 함. 쉽게 화내고 짜증을 냄, 자신이 처해 있는 상황을 모르는 상태 등을 이릅니다.

자세히 불온·흥분·분노 등에 대응하려면

● 난감한 행동에는 원인이 있다

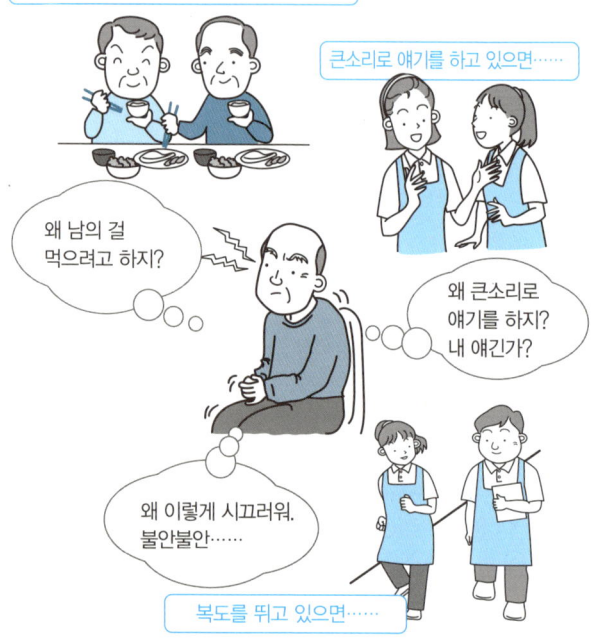

+One 플러스 원 | 이유도 없이 발동이 걸릴 때도

전두측두형 인지증 환자는 원인이 없더라도 혼자 발동이 걸리는 일이 있습니다. 잘 기다리지 못하기 때문에 아주 조금만 기다리게 해도 발동이 걸리기도 합니다. 그런 때는 '인지증 환자는 5분 후에는 기억하지 못한다'는 것을 전제로 대응합시다. 30초에 1번은 칭찬하거나 웃으며 말을 겁시다.

● **지나가는 한마디나 태도가 문제인 경우도 있다**

왜 그 사람이 발동이 걸렸는지 돌이켜 보면 원인이 숨어 있는 경우가 있습니다. 당신은 별 뜻 없이 한 행동, 지나가듯 한 말이나 태도 때문에 발동이 걸렸을지도 모릅니다. 큰소리로 얘기를 하거나 설명 없이 정리를 하거나 "정신 차려요"라는 식으로 한 말이 원인인 경우도 있습니다.

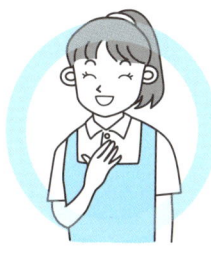
왜 그러세요?

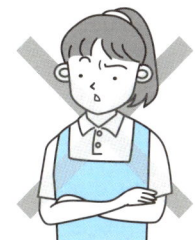
똑바로 해요!

앞에 있는 사람은 지금 어떤 얼굴인가요, 화내고 있진 않나요? 그런 때는 "왜 그러세요?"라고 다정하게 말을 걸어봅시다. 상대방의 입장이 되어 생각하게 되면 1단계는 합격입니다.

● **원인이 분명하지 않을 때는**

그 자리를 일단 떠납시다. 주위 여건이 된다면 5~10분 정도 마음대로 화내게 두거나 고함치게 두는 것도 하나의 방법입니다.

또 그 사람의 가족사진이나 활약하는 사진 등을 '추억 노트'로 준비해두면 기분전환에 도움이 됩니다.

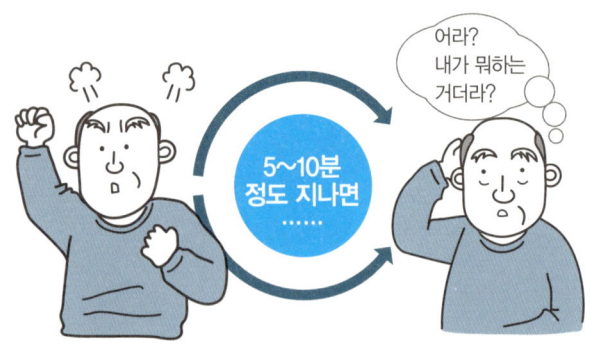

- **그래도 어려운 일도 있다. 그런 때는**

  노래나 다른 관심사로 주의를 돌립시다. 평소에도 뭔가 몰두할 수 있는 작업(뜨개질, 화단에 물주기 등)을 찾아둡시다.

  자기보다 강한 사람(덩치 큰 남성)이나 선생님(의사 가운)인 척하면 진정을 하기도 합니다. 때로는 의사에게 상담을 받거나 가족이 쉴 수 있도록 일시적으로 시설을 이용하는 것도 좋습니다.

- **너무 힘든 때는 진료를!**

  원래 화를 잘 내는 성격이라 방법이 없거나 폭력을 심하게 써서 사람을 다치게 할 위험성이 있는 등의 경우 케어 등의 대응으로는 손 쓸 수 없는 경우도 있습니다. 그런 때는 일찍 진료를 받으십시오.

  전조를 놓치지 않도록 평소부터 작은 변화도 눈여겨봅시다. 평소에도 그 사람을 소중히 하거나 칭찬함으로써 더 좋은 관계를 구축하는 것이 증상 악화 예방으로 이어집니다(→ P.124 BPSD예방).

이런 일을 조심한다

● 허락은 중요

'이 사람이 야근할 때는 왠지 안정돼.'

그런 개호자는 뭐가 다른가 하면 개호하는 사람에게 허락을 받고 케어를 한다는 겁니다. 허락을 받았는지 아닌지에 따라 상대의 반응은 크게 달라집니다. 갑자기 얼굴을 닦거나 말도 없이 이불을 걷는 것은 불온의 원인이 됩니다. 뭔가를 할 때는 반드시 '○○하게 해 주세요', '○○하고 상쾌해져요'라고 말을 걸도록 합시다. 목욕하기 싫어하는 사람에게는 우선 손을 닦고 대야나 세면기에서 족욕부터 해보는 등의 대응도 중요합니다.

● 말을 신중히

일어서려는 사람한테 "일어나지 마", "기다려"라고 말하면 그 사람은 억압됐다고 느낍니다. "왜 그러세요?"라고 이유를 물어봅시다.

● 표정이나 목소리 톤은 주의 깊게

말을 알아듣지 못하게 되면 그만큼 감정에 민감해져 표정이나 분위기, 목소리 톤으로 감정이 전해지게 됩니다.

● 바쁜 느낌은 전해진다

바쁜 느낌은 전해집니다. 대성회 그룹에서는 절대 뛰지 않고 큰소리로 사람을 멀리서 부르지 않는 것을 철칙으로 합니다. 바쁜 느낌이 전해지면 인지증 환자도 불안을 느끼기 때문입니다.

 앞으로 뭘 할지 이해시키기

입욕을 싫어하는 분은 억지로 옷을 벗기고 욕실에 밀어 넣는 게 아니라 욕실과 욕조를 보여주고 지금부터 '목욕을 한다'는 걸 이해시켰습니다. 그 뒤 옷을 벗자고 얘기하니까 스스로 옷을 벗거나 거부하지 않고 욕실에 들어갔습니다.

자세히 협력을 얻을 수 없는 때(비협조적)

'화장실에 가지 않을래요?'
(부정형은 NO!)
'화장실에 가고 싶으세요?'
(Yes/No를 물으면 No라고 대답하기 쉬움)

'화장실에 가죠'
'기저귀를 잠깐 볼게요. 깨끗해져요'
(Yes/No를 묻지 않고 허락을 얻을 수 있는 마법의 말입니다!)

'됐어!'

목소리 톤은 밝고 어미를 올려서! 시선을 맞추고 미소로 앞에서 말을 겁시다. 명랑하고 즐거워지는 긍정적인 말을 합시다.

협조해 주면 미소로 많이 칭찬해 줍시다.

케어 한마디

자극을 줄이자

D씨는 '식사에 독이 들어 있다'면서 병원식에 손을 안 대려고 했습니다. 우선 가족에게 자택에서 만든 걸 용기에 담아 갖고 오시라고 했습니다. 가족의 협조에도 불구하고 처음에는 그것도 먹지 않았습니다.

데이룸의 많은 사람들 속에서 밥을 먹으면 자극이 많아서 불안해 하는 거란 생각에 개인실 침대를 커튼으로 가리고 주변의 자극을 차단해봤습니다. 그러자 서서히 몇 숟갈 먹게 됐습니다. 다음 단계는 자택의 용기에 병원식을 넣어 가족의 도움을 받았고, 다음에는 직원의 도움을, 다음 단계는 병원식을 가족의 도움으로, 최종적으로는 병원식을 직원의 도움으로 세 끼 모두 먹게 됐습니다.

+Care Column 퍼슨센타드케어

　퍼슨센타드케어(Person-Centered Care)는 영국의 노년심리학자 톰 키드우드가 제창한 인지증 케어를 위한 이론으로 '그 사람을 중심으로 한 케어'라는 뜻입니다. '편안하고 나다운 것, 함께하는 것, 애착·유대감, 일할 것'은 퍼슨센타드케어의 5가지 포인트입니다(→ P.26 '인지증 환자가 원하는 것').

　인지증 환자를 케어할 때 케어를 제공하는 사람은 인지증 환자의 '인지증'이란 부분만 주목하기 쉽지만 퍼슨센타드케어는 인지증 환자가 '사람'이란 부분에 주목하는 케어입니다. 그러기 위해서는 인지증 환자의 '그 사람다움'과 '인간다운' 상태에 대한 이해가 필요합니다.

▼ 인지증 환자의 상태를 이해하기 위한 힌트

시점	내용
① 뇌신경장애	인지증의 종류와 병변 정도, 증상
② 성격경향	직업력, 가족력, 생활신조
③ 생활내력	직업력, 가족력, 생활신조
④ 건강상태, 감각기능	신체적 어려움, 시력, 청력
⑤ 그 사람을 둘러싼 사회 심리	신체적 어려움, 시력, 청력

　이를 힌트로 인지증 환자가 표현하는 언어나 행동의 의미를 어세스먼트(분석·평가)해 찾아가는 것이 '그 사람을 중심으로 한 케어'에 다가가는 길이 아닐까요.

  아기 돌보기
　아기 인형을 주면 열심히 돌보면서 안정감을 찾는 분들이 계십니다. 여성뿐만 아니라 때로는 남성도 같은 반응을 보이기도 합니다.

배회 · 무단 외출

배회의 명확한 정의는 없으나 '정처 없이 걸어 다니는 것'으로 여겨지며 인지증의 행동·심리증상(BPSD) 중에서도 출현 빈도가 높은 증상입니다. 특히 재택에서는 배회·무단 외출 증상이 있으면 하루 종일 눈을 뗄 수 없는 등 개호 부담이 높아집니다.

포인트 배회에는 의미가 있다

배회는 목적 없이 걷는 것처럼 보이나 사실 목적이나 이유가 있습니다(다음 페이지 표 참조). 따라서 '배회'가 아니라 '탐검(探檢)', '탐색'이라고 생각합시다.

'탐색'을 개시하는 시간이나 상황을 관찰하거나 본인에게 "어디 가세요?", "뭐 찾으세요?", "여긴 어딘가요?"라고 질문을 하거나 같이 걸으면서 걷는 이유나 본인이 느끼는 세계를 이해하고 대응을 생각해 봅시다.

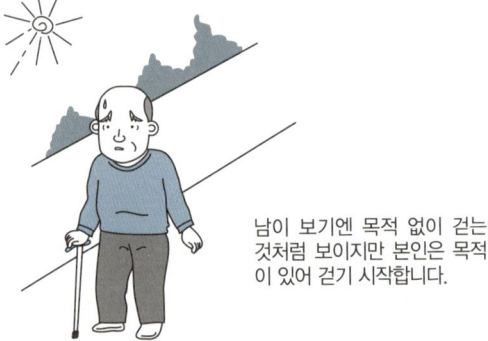

남이 보기엔 목적 없이 걷는 것처럼 보이지만 본인은 목적이 있어 걷기 시작합니다.

배회에 의한 행방불명자의 증가와 배회 중의 사고에 대한 가족의 감독책임 문제 등이 사회 문제가 되어 언론 등에서 다뤄지고 있습니다.

종류	원인·이유	대응
① 미아	목표로 하는 장소(화장실 등)를 몰라 찾고 있음	장소를 알기 쉽도록 표시나 표식을 붙임
② 탐색	시설 입소시 등 환경이 변했을 때 어디 뭐가 있는지 보고 다님	환경에 익숙해지면 자연스럽게 배회하지 않게 됨
③ 섬망	흥분상태로 걷거나 멍하니 비틀비틀 걸음(특히 저녁~야간)	섬망 치료
④ 뇌인성	• 전두측두형 인지증의 주회(→ P.236) • 레비소체형 인지증으로 인한 환각에서 벗어나려고, 램수면 행동장애(→ P.232) 등	• 주회에 대해서는 상동행동(→P.155)이나 피영향성 항진(주위의 상황에 영향을 쉽게 받음)을 활용해 올바른 활동으로 바꾼다. • 사고 등의 위험성이 높은 경우는 약물을 통한 대응도 고려한다.
⑤ 목적 있는 배회	• 집에 돌아간다, 회사에 간다 등 명확한 목적이 있음 • 뭔가 하려는 생각에 걷기 시작했으나 뭘 하려는지 잊어버림 • 불안·초조함을 경감시키기 위해 • 지루함을 떨치기 위해 • 뇨의나 통증 등 생리적 욕구 표현	• 주회에 대해서는 상동행동(→P.155)이나 피영향성 항진(주위의 상황에 영향을 쉽게 받음)을 활용해 올바른 활동으로 바꾼다. • 사고 등의 위험성이 높은 경우는 약물을 통한 대응도 고려한다.

테라스에서 산책

귀가 희망 증상으로 불안해 하는 분과 2층 테라스로 산책을 갔더니 "좋은 곳에 와서 다행이다"고 기뻐하며 생활 층으로 돌아간 뒤에도 안정되게 지내셨습니다.

자세히 배회에 대한 대응

● 올바른 대응

　재택에서 지내는 인지증 환자 중에는 자택에 있는데 '집에 돌아가겠다'고 하거나 나가버리는 분이 계십니다(석양 증후군, 귀가 희망 → P.129). 여기가 집이라고 말해도 받아들이지 않습니다. 왜냐하면 본인은 이곳을 '내 집'이라고 느끼지 않기 때문입니다.

　여러분에게 있어 집은 어떤 곳인가요? '따스한 가족이 있고 마음 편히 쉴 수 있는 나의 자리' 그런 곳이죠. 집에 있는데 "집에 가겠다"고 나가려는 사람에게는 지금 있는 집이 그런 곳이라고 생각되지 않는 것입니다.

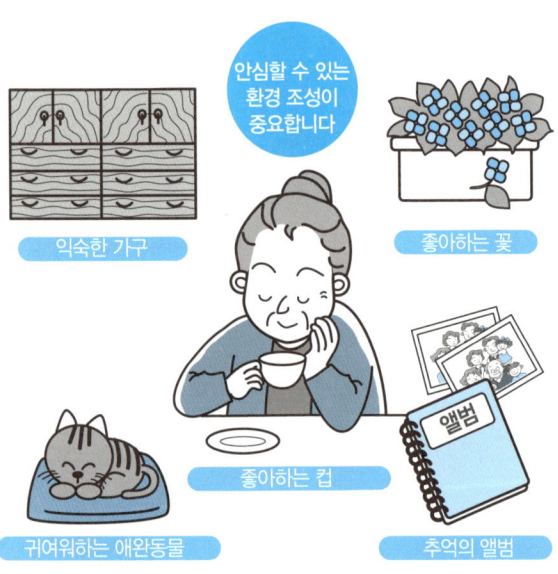

즉 배회나 귀가 희망을 근본적으로 해결하기 위해서는 지금 있는 곳이 쾌적하고 안락한, 이곳이 내 자리라고 느낄 수 있는 환경을 정비하는 것이 필요합니다. 구체적으로는 적절한 실온, 조명, 가구, 공간정비, 자신의 편이 되어주는 가족, 개호자, 친구의 존재, 그리고 본인이 좋아하는 것이나 일·역할이 있을 것 등입니다.

● 바람직하지 않은 대응

배회하지 않도록 감시하거나 행동을 제한하는 것은 바람직하지 않습니다. 불안이 심해지고 배회가 더욱 심해지는 경우가 생깁니다.

플러스 +One 원: 배회는 언제까지고 계속되는 것이 아니다

　　인지증의 경과 중 배회가 활발한 시기가 있지만 영원히 계속되는 건 아닙니다.

　건강한 사람이라도 하루 종일 방 안에 있으면 기분전환 삼아 밖에 나가고 싶어집니다. 배회라고 생각하지 말고 산책·드라이브라 생각하고 평소에도 걷고 싶은, 밖에 나가고 싶은 욕구를 채워줍시다.

　배회할 수 있다는 것은 걸을 수 있다는 것이며 '자기가 가고 싶은 곳에 자기 힘으로 갈 수 있는 증거'라고 긍정적으로 생각해보면 어떨까요? 단 운동 과다에 따른 탈수나 영양실조에 대한 주의가 필요합니다.

자세히 안전하게 배회할 수 있도록

배회는 어느 날 갑자기 일어납니다. 안전하게 예방하기란 어려우므로 평소부터 안전하게 배회할 수 있는 대책을 세워둡시다.

① 야간에도 자동차에서 알아보기 쉽도록 복장은 밝은 색으로 옷이나 구두에 반사소재를 붙인다.
② 옷 뒤나 옷깃 뒤, 신발 안쪽에 주소나 전화번호 등의 연락처를 기입. 지갑이나 교통카드에 연락처를 적은 쪽지를 넣어둔다.

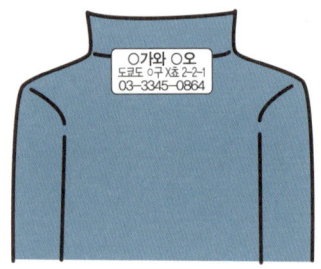

③ 소형 GPS가 부착된 기기나 신발을 사용해 기기를 신발에 넣거나 옷에 꿰매둔다.
④ 현관 문에 열고 닫히는 걸 알리는 센서 등을 설치한다.
⑤ 인근 주민이나 자주 가는 상점 등에 사정을 얘기하고 발견한 경우에는 말을 걸거나 가족에게 연락해 주도록 부탁한다.
⑥ 관할 파출소나 경찰서에 얼굴 사진과 주소 성명을 전해 둔다.
⑦ 인지증을 배려하는 지역 만들기 네트워크(→ P.204) 등에 등록.
※우리나라의 경우 '치매노인배회인식표'와 '치매환자 GPS 위치추적 단말기 보급' 사업이 있음. 가출, 배회 및 실종의 위험성이 높은 치매 환자 등에게 치매노인배회인식표를 부착하거나 GPS 위치추적 단말기를 부착하여 신속한 소재 파악으로 실종을 사전에 방지한다.

35 상동행동

상동행동이란 전두측두형 인지증(→ P.236)의 특징적인 증상 중 하나로 같은 행동을 반복해서 계속합니다. 상동행동이 발견된 사람을 케어할 때는 그 사람의 관심과 특기를 파악해 케어에 반영하는 것이 중요합니다.

포인트 행동 패턴을 생활에 반영하는 케어를

전두측두형 인지증의 상동행동은 같은 행동을 반복하지 않으면 직성이 풀리지 않는 것입니다. 배회인 경우에도 매번 같은 코스를 같은 순서로 계속해서 걷는(주회, 주유라고도 합니다)다는 특징이 있습니다. 알츠하이머형 인지증 환자와 달리 배회해도 돌아올 수 있습니다. 또 한가지 일에 빠지면 놀라운 집중력을 발휘해 때로는 멋진 작품이나 작업을 이뤄내는 사람도 있습니다. 이 역시 다른 인지증 환자와 다른 점입니다.

● 케어의 포인트

① 본인의 '하지 않으면 견딜 수 없다'는 마음을 이해한다.
② 개인의 특성이나 상동행동 패턴을 파악하고 일상생활에 반영한다.
③ 행동 사이사이에 휴식을 취하는 패턴도 습관화할 수 있도록 케어한다.
④ 바람직한 행동을 조기부터 습관화한다.

> 개호가 힘든 상동행동을 제지하는 것이 아닌 타인이 기뻐하는 습관적인 행동으로 전환

- [A씨 : 데이서비스 이용]

  꼼꼼하고 깔끔한 걸 좋아하고 답필(이웃으로부터 붓글씨 부탁 등을 받음)

난감한 행동	사람들이 기뻐하는 행동
데이서비스 시설 내의 쓰레기를 같은 경로로 줍고 다님	빗자루나 청소기 사용법을 설명하고 청소를 도와달라고 함. 귀가시간이 다 되면 솔선해서 청소를 하게 됨
의미 없이 숫자를 적음	데이서비스에서 이용하는 가사 카드에 가사뿐만 아니라 삽화나 페이지 수까지 정성스레 기재

A씨의 숫자 베껴 쓰기

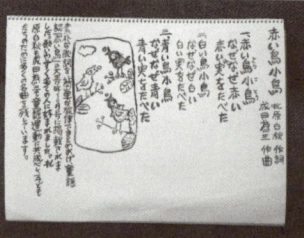

가사 카드 옮겨 쓰기

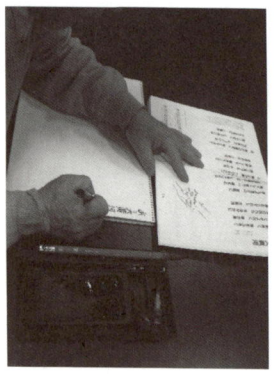

• [B씨 : 시설입소]

난감한 행동	사람들이 기뻐하는 행동
시설의 복도를 계속 주회. 눈에 띄는 물건을 들고 걸음. 물건 자체에 대한 집착은 없어 "주세요"라고 부탁하면 저항 없이 직원에게 건네줌. 또 부엌에 들어가 행주로 닦는 동작을 보임	시설 내를 주회할 때 걸레를 주면 손잡이나 문고리를 정성껏 청소
쉼 없이 주회하기 때문에 땀이 많이 나고 휴식도 취하지 않음	주회 코스에 의자를 몇 개 둬 때때로 앉도록 권함. 의자에 앉는 것을 습관화함

 할 수 있는 일로 도움을

여성 이용자가 그릇이나 컵을 닦아주셔서 "매번 죄송해요. 고맙습니다"라고 감사를 하자 "이런 건 언제든지 해줄게"라며 흘러 있던 물까지 깨끗이 닦아주셨습니다. 매일 일과처럼 설거지에 집중하는 동안은 귀가 희망이 누그러집니다.

일탈행동

일탈행동은 법률이나 도덕, 윤리 등 사회적 범위에서 벗어나는 행동을 말합니다. 인지증의 경우 뇌기능 저하로 인해 상황에 맞는 행동이 어려워져 그것이 일탈행동으로 보이기도 합니다.

포인트 알츠하이머형 인지증의 일탈행동 사례

알츠하이머형 인지증은 중기 이후에 화장실 이외의 곳에서 배설을 하거나 사람 앞에서 옷을 벗는 등의 일탈행동을 보이는 경우가 있습니다. 그 대부분은 상황 파악이 곤란한 데서 비롯됩니다.

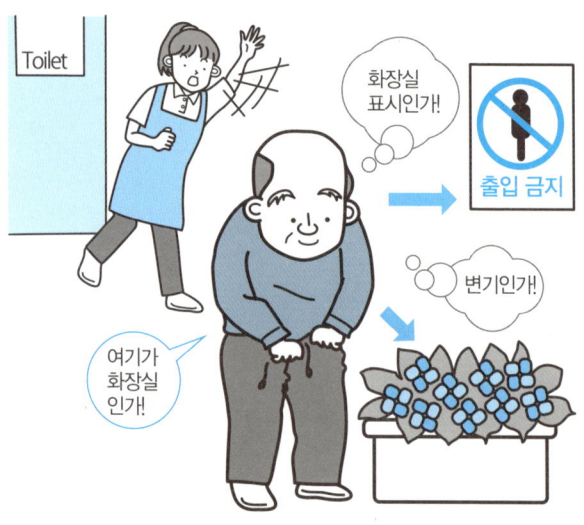

자세히 알츠하이머형 인지증의 일탈행동에 대한 대응

우선 일탈행동이 생기는 환경이나 상황에 관해 자세히 알아봅니다. 본인이 잘 인식을 못하거나 잘못 인식하기 쉬운 건지도 모릅니다.

다음으로 이런 요인을 알면 예를 들어 '표시는 알아본다'는 등의 본인에게 아직 남아 있는 능력을 활용해 정확하게 인식할 수 있도록 환경이나 상황을 바꿉니다.

한두 번의 시도로 해결되는 일은 잘 없습니다. 실패한 경험도 귀중한 자료로 삼아 끈기 있게 다음 항목도 참고하며 시도하십시오.

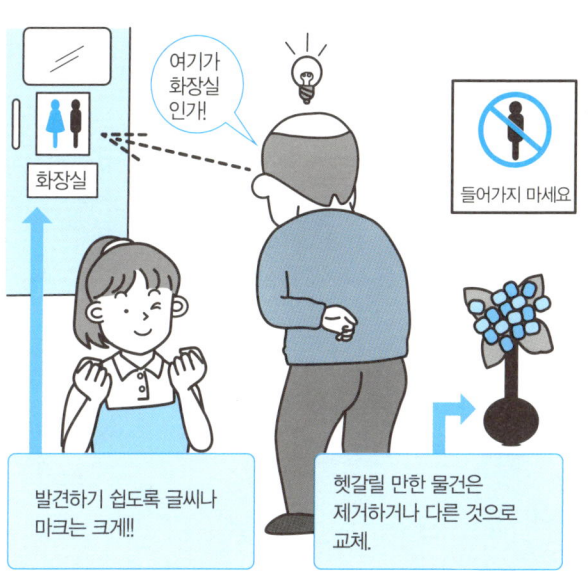

포인트 전두측두형 인지증의 일탈행동 사례

전두측두형 인지증은 초기에 타인의 물건에 손을 대거나 운전을 하다 신호를 무시하는 등의 일탈행동을 보이는 경우가 있습니다. 이는 욕구나 호기심 등의 충동적인 감정을 일단 억누르고 적절한 행동으로 바꾸는 전두엽의 기능이 저하됐기 때문에 일어나는 것으로 탈억제 행동이라고도 합니다.

예) 빵집에서

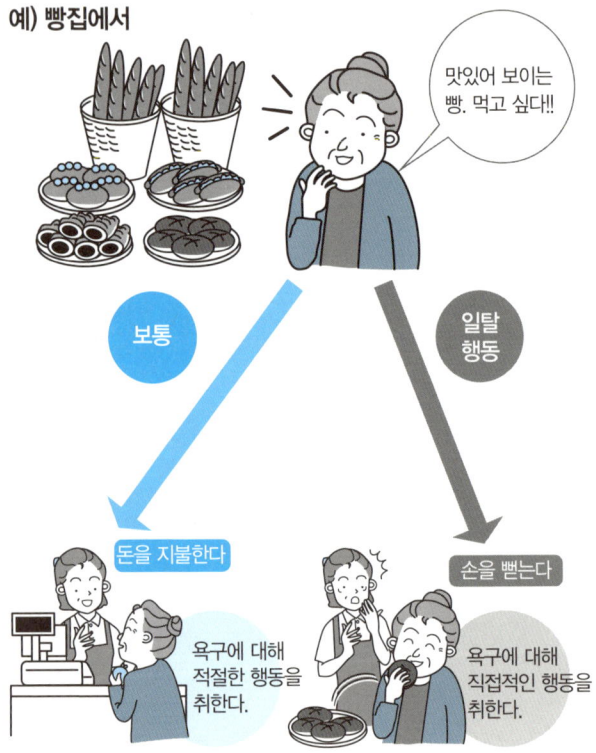

자세히 전두측두형 인지증의 일탈행동에 대한 대응

생활 속에서 자극이 적은 안정된 공간을 마련하는 것이 중요합니다. 눈앞에 있는 대상에 욕구나 호기심에서 충동적·반사적으로 손을 대거나 입에 넣는 일이 있으므로 특히 사고로 이어질 수 있는 물건은 주의해서 눈에 띄지 않도록, 손이 닿지 않는 곳에 관리할 필요가 있습니다.

케어하는 입장에서도 매우 신경을 써야 하기 때문에 부담도 크겠지만 인지증이 진행됨에 따라 큰 일탈행동은 줄어들며 상동행동이 늘어나게 됩니다.

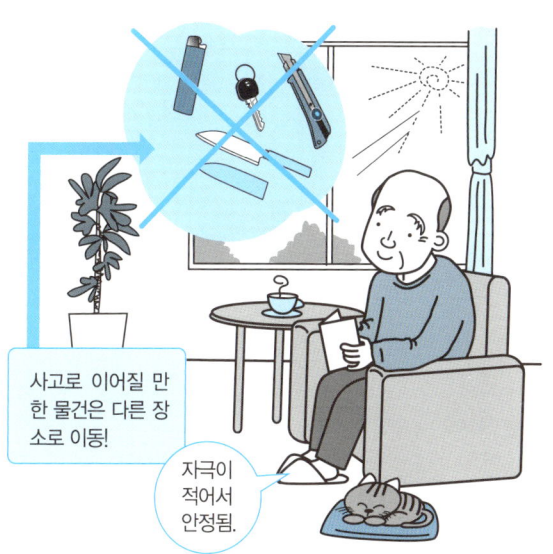

성적 일탈행동

원래는 '참아야 하는' 걸 참지 못하는 것(탈억제)에서 비롯되는 난감한 행동으로 '성적 일탈행동'이 있습니다.

포인트 억제가 되지 않는 데서 비롯된다

멋진 사람이 있으면 친해지고 싶어하는 건 사람으로서 당연한 욕구입니다. 하지만 인간사회 속에서는 상대나 장소, 시간을 구별해 친해지고 싶은 마음을 자제하거나 억누르기도 합니다.

하지만 탈억제란 전두엽 증상이 있는 사람 중에는 이 감정을 조절할 수 없는 사람이 있습니다. 며느리나 시설 스태프를 끌어안거나 가슴을 만지거나 자신의 옷을 벗어버리는 등의 행동을 하는 경우가 있습니다. 단 '좋아해 주는' 것이지 '싫어하는' 건 아니라는 걸 이해해 주십시오.

자세히 개호자에 대한 대처

- **남들한테 말하긴 어렵지만**
  문제는 남에게 상담하기 어렵다는 겁니다. 피해를 입어도 '병 때문에 하는 행동이니 상담하면 그 사람의 존엄을 해치는 것'이라 생각하거나 '창피하다'는 생각에 어떻게 대응해야 할지 몰라 누구에게 말을 못 하기도 합니다.

- **참지 말고 확실히 상담**
  자신이 피해를 입고 있다는 것을 누군가에게 확실히 알립시다.
  상대가 고령자라도 막상 닥치면 무서워서 '어떡해야 좋을지 몰라 몸이 안 움직인다'는 얘기도 있습니다. 참지 말고 반드시 누군가에게 상담하십시오.

● **얘기를 들을 때는 구체적으로**

또 개호자에게 힘든 점은 없는지, 구체적으로 "만지는 일은 없죠?"라고 자연스럽게 묻는 것도 중요합니다.

자세히 행동에 대한 대처

● **상대방에게 싫다고 분명히 알린다**

상대방에게도 확실히 "이러지 마세요, 싫어요"라고 말합시다. 전혀 모르는 건 아닙니다. '싫다'는 걸 확실히 알리는 것은 매우 중요합니다.

● **단둘만 있지 않고 동성 개호를 한다**

대응 방법은 피해를 당한 사람과 단둘만 있지 않는 환경을 만드는 겁니다. 가능하다면 동성개호를 합니다.

● **상실감이나 외로움에서 비롯되는 경우도**

그 바탕에는 상실감이나 외로움이 숨어 있는 경우가 많으므로 손을 문지르는 터치케어나 어깨를 두드리는 등의 스킨십으로 개선되는 경우가 있습니다.

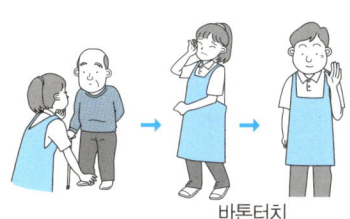

바톤터치

38 수집

수집은 '언뜻 의미 없는 물건을 닥치는 대로 모으거나 버리지 못하는 것'입니다. 그게 질병에 대한 인식입니다.

포인트 의미 없는 물건을 모으고 보관한다

무엇을 모으는지는 사람에 따라 다르지만 시설 이용자 중에서는 휴지, 화장실 두루마리, 행주, 슬리퍼, 재택생활자는 빈 도시락 용기, 돌멩이 등 언뜻 가치가 없어 보이는 물건을 모으는 경우가 많습니다. 인지증 초기에는 돈(→ P.86), 땅, 보석 등 가치 있는 물건에 집착했지만 인지증 진행과 함께 서서히 가치가 없는 물건으로 집착의 대상이 변해가는 경우도 있습니다.

문제는 모은 물건을 서랍이나 옷장 속, 이불 아래 등에 꽁꽁 넣어두기 때문에 수집물을 발견한 개호자를 가끔 놀라게 한다는 것입니다.

- **모으는 물건에는 본인 나름의 이유와 목적이 있다**

왜 가치 없는 물건을 모으는 걸까요? 여러분은 어릴 때 돌, 도토리, 우유 뚜껑, 스티커 등을 모은 추억이 없으신가요? 지금 생각해 보면 '왜 그렇게 열심히 모았을까' 싶은 것도 당시 자신에게는 가치가 있고 소중하게 여겨져 모았을 겁니다. 또 모은 물건들을 보며 만족하거나 기뻐하지는 않았나요?

인지증 환자가 뭔가를 모으는 것도 이와 비슷합니다. 즉 언뜻 가치 없는 물건을 마구잡이로 모으는 것 같아 보여도 본인에게는 가치가 있는 것이며 목적도 있어서 모으는 겁니다.

수집하는 배경은 물건을 모음으로써 인지증에 의한 불안감이나 상실감을 메우려는 것으로 추측됩니다. 또 오늘날의 고령자는 전쟁

중·전후처럼 지금보다 물자가 부족했던 시대를 살았기 때문에 물건을 소중히 보관하는 습관이 물건을 소중히 모으려는 행동으로 이어지는 듯합니다.

또 전두측두형 인지증에서 일어나는 수집은 탈억제·상동행동 등 전두엽 장애가 깊이 관계되어 있으며 이 경우 수집은 인지증상(중핵증상)이라고도 할 수 있습니다.

자세히 | 수집에 대응하기

● **억지로 빼앗거나 버리는 것은 NG**

모으는 목적 등을 이해하지 않고 혼을 내거나 억지로 빼앗아 버려서는 안 됩니다. 본인은 필요해서 모으는 것이므로 흥분을 초래하는 등 오히려 개호자와의 관계를 망쳐 더욱 심한 BPSD를 유발할 가능성이 있습니다.

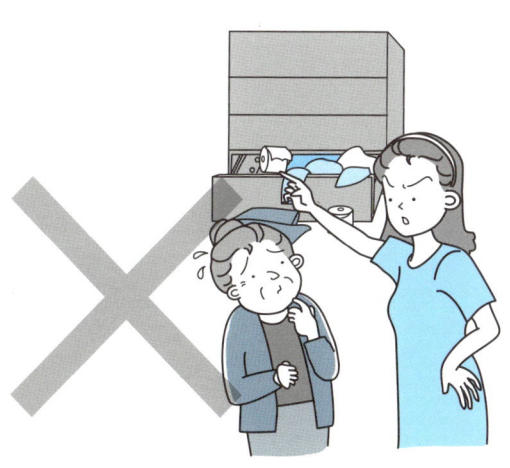

● 본인의 목적을 이해하고 지켜보는 등의 대응을

본인은 목적을 갖고 수집하고 있습니다. 이를 이해하고 대응합시다. 생활에 지장을 주지 않는다면 그대로 지켜봅시다(취미 컬렉션과 같음).

또 '물건을 소중히 한다', '쓰레기를 모으니까 방이나 동네가 깨끗해져 도움이 된다'는 등 바꿔 생각해 긍정적으로 받아들이는 것도 중요합니다.

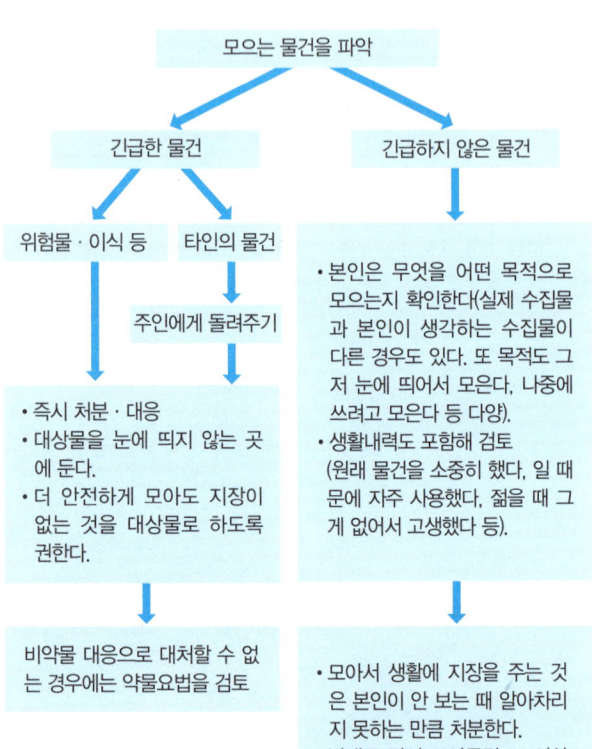

● **근본적 대책도 필요**

외로움이나 불안감을 떨치기 위해 물건을 수집하는 거라면 외로움이나 불안감을 느끼지 않도록 대응합시다. 구체적으로는 본인과 적극적으로 커뮤니케이션을 취하며 생활 속에서 즐거운 일, 좋아하는 일, 역할 등을 실시해 수집을 잊도록 대응하는 것이 이상적입니다.

또 눈에 띄는 곳에 수집하고 싶은 물건을 두지 않도록 정리정돈 해두는 것도 중요합니다.

> **케어 한마디**
>
> **그럼 당신은 아들이네!**
>
> 평소처럼 가족이 다 함께 저녁을 먹다가 알츠하이머형 인지증인 할머니가 아들에게 말했습니다. "그런데 당신은 누구요?" 가족 모두가 젓가락질하던 손을 멈췄습니다(전원 얼음 상태).
>
> 아들의 아내가 바로 "그럼 전 누구게요?"라고 물었습니다. 할머니는 당연하단 얼굴로 한마디. "그야 뻔하지. 넌 아들의 아내잖아." 며느리는 옆의 남편(아들)을 가리키며 "그럼 이 사람은요?" 하고 물었습니다.
>
> 할머니는 깨달았다는 듯 "그럼 당신은 아들이구면" 하고 말했습니다. 가족 모두는 크게 웃었죠! 가족은 모두 하나입니다.

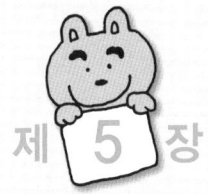

제 5 장

전문기관 및 서비스, 지역 서포트와의 연계

인지증의 경과(예방~증상 발현~말기)와 각 시기에 적합한 전문기관 및 서비스

인지증 환자나 가족을 서포트 하는 전문기관 및 서비스, 지역 서포트는 다양합니다. 증상 경과 및 상황에 맞춰 적절한 지원을 받아봅시다.

- 개호보험
- 의료보험
- 기타 서비스
- 엔딩

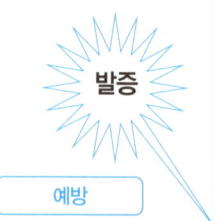

초기

- 개호보험 신청(→ P.176)
- 개호보험서비스 이용(→ P.176)
  (통원·자택 서비스)

- 주치의
- 인지증 전문의(→ P.179)
- 인지증질환의료센터 (→ P.173)

예방

- 각 기초자치단체 개호 예방 사업
- 지역 행사 참가
- 지역포괄지원센터
- 성년 후견제도(임의 후견)

- 인지증초기집중지원팀(→ P.175)
- 지역포괄지원센터(→ P.174)
- 재택개호지원센터(→ P.172)
- 인지증 가족 모임(→ P.186)
- 인지증(오렌지) 카페(→ P.188)
- 인지증 콜센터(→ P.173)
- 조기 발현 인지증 콜센터(→ P.173)
- 일상생활자립지원사업(→ P.198)

- 엔딩노트   · 사전지시제

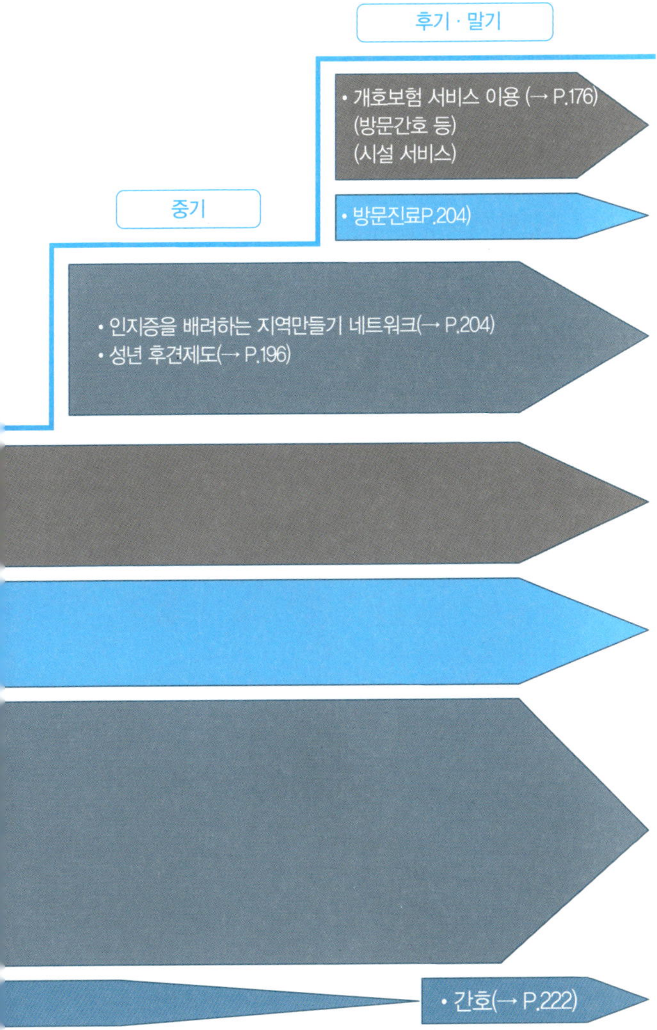

후기·말기

- 개호보험 서비스 이용 (→ P.176)
  (방문간호 등)
  (시설 서비스)

- 방문진료 P.204)

중기

- 인지증을 배려하는 지역만들기 네트워크(→ P.204)
- 성년 후견제도(→ P.196)

- 간호(→ P.222)

5 전문기관 및 서비스, 지역 서포트와의 연계

어디에 상담하지? 힘든 때의 상담처

"요즘 할머니 상태가 이상해. 같은 얘기를 몇 번이나 물어보거나 지갑을 늘 찾고 있기도 하고. 인지증일까. 어디 물어보면 좋을까" 하고 가족들이 고민할 때의 상담처를 소개합니다.

포인트 고민될 때의 상담처(창구상담이 가능한 곳)

- **지역포괄지원센터**

각 시정촌(市町村 : 한국의 시/동/읍/면에 해당)에 위치하며 지역 내 고령자 및 가족의 고민 상담을 받는 곳입니다(→ P.174).

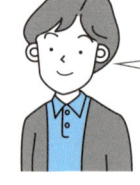

상담원은 보건사, 주임 케어매니저, 사회복지사 등입니다.

- **재택 개호 지원센터**※

자택에서 생활하는 혼자 사는 고령자 및 인지증 환자 등을 방문하며 본인 및 가족의 상담을 받아 줍니다. 또 필요한 의료 복지 서비스를 받을 수 있도록 무료로 다른 기관과 연락을 취해 개호보험 신청을 대행해 주기도 합니다.

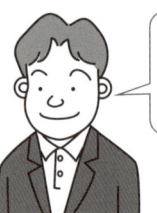

상담원은 사회복지사, 사회복지주사, 간호사 등입니다.

- **인지증 초기 집중지원팀**

인지증 초기 집중지원팀은 인지증 초기에 의료 및 개호 전문직이 함께 팀을 구성해 자택을 방문해 도와드립니다(→ P.175).

※지역포괄지원센터에 통합되고 있는 경우도 있습니다.

● 인지증질환의료센터

각 지방자치단체의 지정을 받은 의료기관으로 인지증 전문의의 진료, 연계 담당 상담원(정신보건복지사 등)의 인지증 상담 등을 전화 및 면접으로 받는 곳입니다.

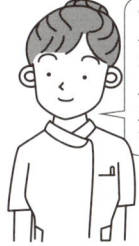

인지증 전문의, 임상심리사, 정신보건복지사, 보건사·간호사가 진료 및 상담에 응대합니다.

자세히 전화상담도 가능합니다

• 인지증 콜센터

인지증 환자 및 그 가족, 관계자 등이 안고 있는 다양한 불안을 경감시키기 위해 인지증 고령자 등의 개호경험자가 개호에 관한 고민 등을 전화로 상담해 줍니다※.

• 조기 발현 인지증 콜센터

조기에 인지증이 발병한 경우 상담을 해 드립니다.

• 공인사단법인 인지증 환자와 가족 모임

무료통화로 전화상담을 하고 있습니다.

+One 상담원은 이런 사람들

사회복지사(국가자격) : 복지에 관해 어려움이 있는 사람이나 가족들에게 상담이나 조언, 원조를 합니다.

정신보건복지사(국가자격) : 인지증 등으로 어려움이 있는 사람이나 가족들에게 상담이나 조언, 원조를 합니다.

개호지원전문원(케어 매니저) : 지원이나 개호가 필요하다는 인정(요개호·요지원 인정)을 받은 사람의 개호보험 서비스 계획을 작성합니다. 서비스가 원활하게 이용될 수 있도록 조정합니다.

※현 단위로 설치되어 있습니다. 지방자치단체 홈페이지 등에서 확인 가능합니다.

든든한 아군. 지역포괄지원센터와 인지증초기집중지원팀

인지증은 조기발견·조기치료가 중요합니다. 가족 중 누군가가 몇 번이나 같은 말을 반복하거나 중요한 물건을 잃어버리는 등 '인지증일지도?'라고 느꼈을 때 가능한 빨리 전문가에게 상담을 함으로써 인지증 진행을 늦추거나 가족의 불안을 경감시킬 수 있습니다.

포인트 조기발견, 조기치료를 위해

● 지역포괄지원센터

지역포괄지원센터는 각 시정촌(市町村: 한국의 시/동/읍/면에 해당. 기초자치단체)에 위치하며 지역 내 고령자 및 가족의 고민 상담을 받는 곳입니다. 세 직종의 전문가가 팀을 구성해 상담에 응합니다.

사회복지사	각종 상담을 폭넓게 받습니다. 성년 후견 제도(P.196) 및 학대를 받는 사람의 권리 및 안전을 지키기 위해 제도를 안내하는 등의 일을 합니다.
보건사	의료상담의 프로입니다. 개호 보험 서비스에 해당되지 않는 65세 이상의 분들이 건강하게 지낼 수 있도록 운동 및 영양 계획을 세웁니다.
주임개호지원전문원	개호보험의 프로입니다. 기타 개호지원전문원과 연계해 해결이 어려운 경우에 대한 조언 및 지도를 합니다.

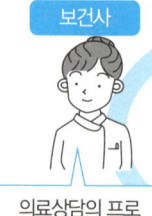

보건사 — 의료상담의 프로

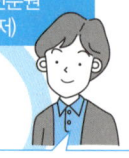

주임개호지원전문원 (주임케어 매니저) — 개호보험 상담의 프로

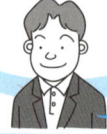

사회복지사 — 폭넓은 상담을 받는 프로

● 인지증초기집중지원팀

　인지증초기집중지원팀은 인지증 초기의 중요한 시기에 의료 및 개호 전문직이 팀을 구성해 자택을 방문해 의료개호로 연결하는 데 도움을 줍니다. 인지증이 의심되면 가족끼리 고민하지 말고 우선 지역포괄지원센터나 평소 다니는 의사와 상담하십시오.

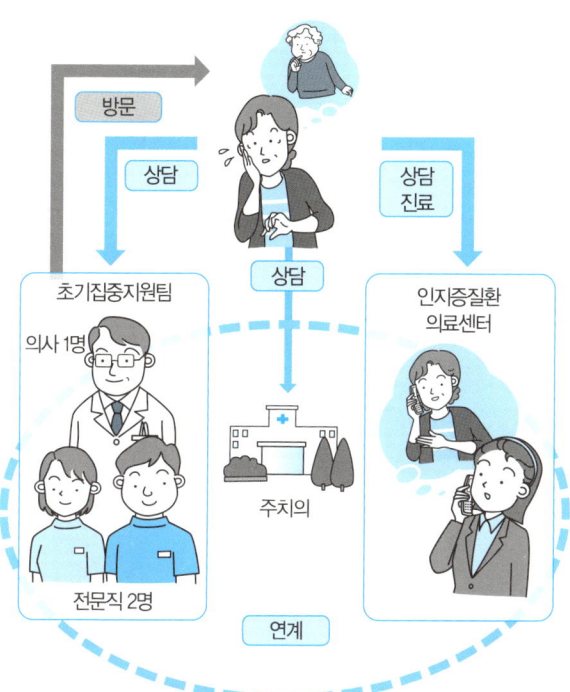

　초기집중지원팀은 2015년도부터 전국으로 전개되기 시작해 2018년도에는 전국 지방자치단체에서 실시 예정이므로 실시 지역은 앞으로 늘어날 것입니다.

42 개호보험 서비스를 이용하려면

개호보험 서비스를 이용하려면 우선 기초자치단체 창구로 신청하십시오. 요개호·요지원 인정을 받아 케어 계획을 작성하면 서비스를 이용할 수 있습니다.

포인트 개호보험 서비스 이용 흐름

- 신청(시정촌 창구)
- ↓
- 개호인정조사(시정촌) 의견서(주치의)
- ↓
- 개호인정심사회
- ↓
- 요개호·요지원 인정
- ↓
- 케어 매니저 선정 케어 계획 작성
- ↓
- 서비스 이용

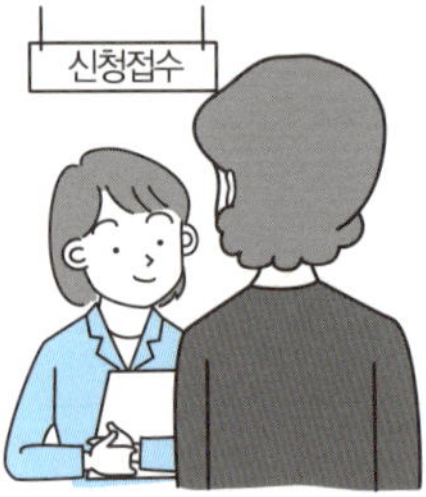

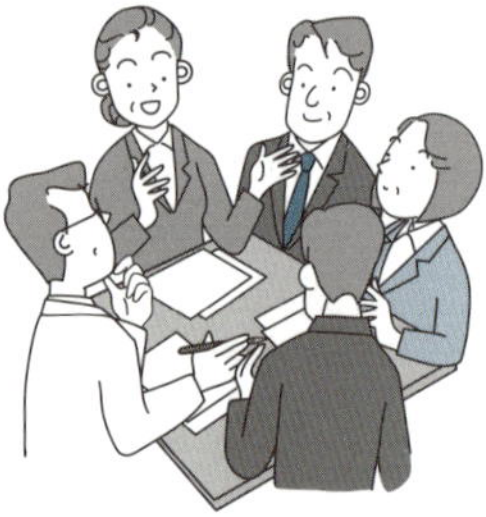

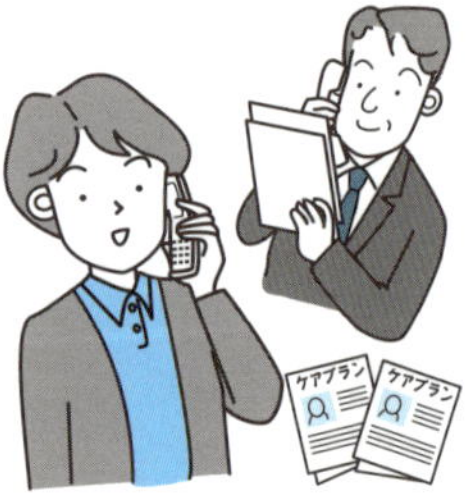

포인트 개호보험 서비스는 다양하다

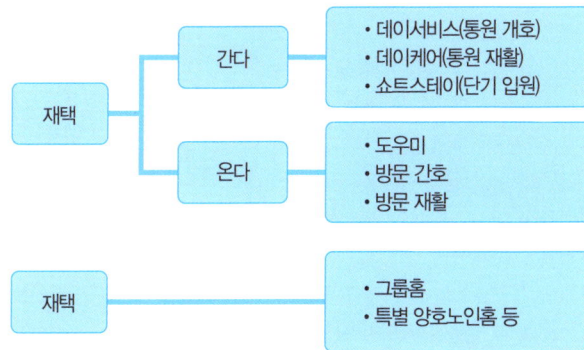

자세히 본인이 개호보험 서비스를 이용하기 싫어할 경우

개호보험 신청을 할 때 본인이 '아직 이용 안 해도 된다'고 거부하는 경우가 있습니다. 서비스를 이용하게 하고 싶은 가족과 이용하기 싫은 본인……. 그런 때는 주치의 및 지역포괄지원센터에 상담하십시오.

+One 개호인정 조사 시에 주의해야 할 것

본인에겐 병식이 없어 자택에 오는 조사원을 거부하는 경우가 있습니다. 기분 좋게 조사를 받을 수 있도록 진료 시에 주치의에게 "시 담당자가 몸의 움직임을 조사하러 오므로 협조해 주세요"라는 등의 말을 해달라고 하고 시 조사원에게 병원으로 와달라고 해 진료 후 조사를 받는 것도 하나의 방법입니다.

또 조사 시에는 본인은 "뭐든 할 수 있다!"고 대답하는 경우가 있으므로 가족들이 항목별로 사실(못하는 것, 어려운 증상 등)을 적어내면 적절한 인정으로 이어집니다.

자세히 개호인정은 받았으나 본인이 서비스를 이용하기 싫어함

● **서비스 이용을 거부**

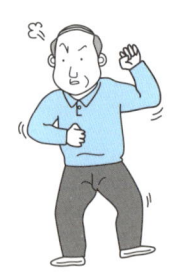

본인이 "그런 데(데이서비스 등)는 노인이나 가는 데다"라고 서비스 이용을 거부하는 경우가 있습니다. 그럴 때는 주치의와 상담해 간호사가 자택을 방문하는 방문간호부터 도입해 익숙해지면 데이케어 등을 권유하는 것도 가능합니다. 또 개호보험 인정을 받을 때까지 외래 재활훈련을 이용해 직원들과 얼굴을 익히면 인정 후에 원활하게 데이케어 등을 속행할 수 있습니다.

● **이용은 시작했으나 다니기 싫어함**

데이케어 등을 이용하기 시작했으나 통원이나 환경에 적응하지 못해 가기 싫어하는 경우는 진료하면서 주치의도 이용을 권유하고 가기 싫은 이유를 확인해 필요에 따라 사업소를 변경하는 등의 방법을 검토하십시오.

● **쇼트스테이를 적절히 활용**

개호하는 가족에게 볼일이 있는 경우 및 가족의 휴식을 위해 본인을 숙박시켜 돌보는 쇼트스테이 서비스가 있습니다. 케어 매니저에게 상담해 계획에 반영할 수 있습니다.

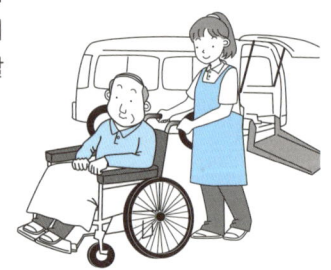

43 전문의의 진단으로 이어지는 타이밍

최근에는 인지증이 언론에서도 거론되는 일이 많아지면서 '조기발견, 조기치료'가 효과적이라는 사실이 알려지게 됐습니다. 전문의에게 진료를 받는 타이밍은 개호자가 평소 생활 속에서 힘든 점이나 '이상하다'고 느끼는 일이 생겼을 때입니다.

포인트 진료 전에는

막상 진료를 받으려고 하면 선뜻 내키지 않아 '아직 괜찮을지도 몰라'라고 생각하기 쉽습니다. 그런 때에는 주치의에게 상담을 하거나 지역포괄지원센터 및 재택개호지원센터에 문의해 전문가의 눈을 빌리는 것도 좋습니다. 전문가가 봤을 때 진료의 필요성이 있는지 예방으로 진료를 받는 편이 좋은지 등 상담을 받는 것도 효과적입니다.

또 인지증 초기 증상 11항목 질문표(SED-11Q)를 활용해 개호자가 객관적으로 평가해 3항목 이상에 해당될 경우 진료를 검토하십시오 (→ P.24, P.224).

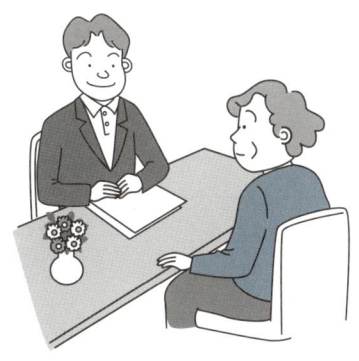

포인트 본인이 진료할 마음이 없을 때는

가족은 진료를 받게 하고 싶어도 당사자가 전혀 그럴 마음이 없는 경우는 어떡해야 좋을까요.

● **주치의에게 소개장을 써달라고 한다**

주치의에게 상담해 의사가 본인에게 '검사'란 명목으로 대화를 하고 인지증 전문 외래로의 소개장을 받으십시오.

● **인지증질환의료센터에 상담**

가족이 인지증질환의료센터로 연락해 본인의 상황을 전합니다. 상태에 따라 '건강진단' 등의 명목으로 내원할 수 있다면 건강진단 명목으로 내원합니다. 예약일에는 연계담당자가 미리 구두로 본인에게 "오늘은 건강진단으로 오셨네요"라고 말합니다. 또 진료하면서 의사도 "건강진단 결과입니다"라고 말하도록 합니다.

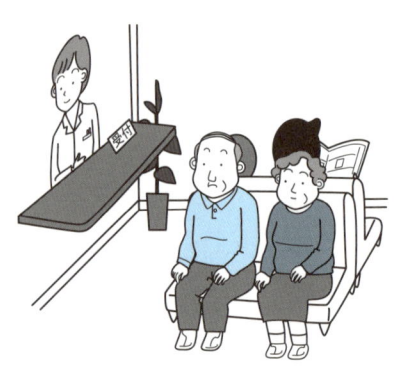

- **진료가 곤란한 경우**

 본인이 거세게 거부해 도저히 외래진료가 어려운 경우는 저희 병원에서는 왕진을 활용해 외래진료의 계기를 마련하고 있습니다.

 단 스케줄이나 시간에 제한이 있으므로 충분한 조정이 필요합니다. 또 가족들에게 사전에 정보를 얻어 의사가 갑자기 방문해도 수상하게 여기지 않도록 이유를 궁리해 방문합니다. 예를 들면 '이 지역의 80세 이상 분들의 혈압측정을 시에서 의뢰 받았습니다' 등등입니다. 몇 번 왕진을 해 본인과 의사 사이에 관계가 쌓이면 외래진료로 변경해갑니다.

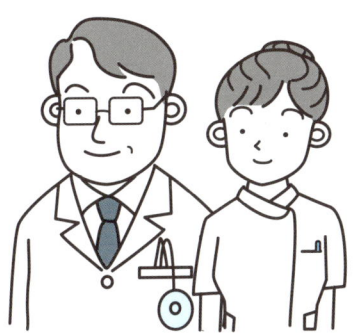

 일상생활 속에서 '위가 아프니까 검사를 하자'고 하면 본인도 가족도 거부감을 적게 느낄 겁니다. 하지만 인지증은 같은 병임에도 진료를 하는 데 본인이나 가족의 거부감('인지증이면 싫은데'란 불안감의 방증일까요)도 있는 듯합니다.

 인지증 외래에 본인이나 가족이 흔쾌히 진료를 받으러 와 '또 와도 좋겠다'고 생각할 수 있는 대응 및 환경 조성이 중요합니다.

갑작스러운 변화는 조기 진단으로 치료 가능한 경우도

'평소랑 확연히 상태가 다르다' 그런 때 조심해야 할 일이 있습니다. 갑작스러운 변화는 알츠하이머형 등의 인지증 질환이 아닌 치료가 가능한 섬망이나 의식장애인 경우도 있기 때문입니다.

포인트 알츠하이머형 인지증이 아닌 경우도 있다!

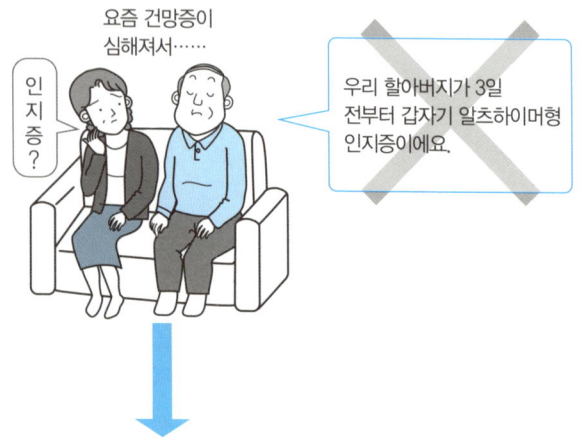

그런 경우 떠올려야 할 것은 아래와 같습니다.

- 섬망
- 뇌혈관 장애
- 저산소증
- 탈수 등에서 오는 전해질 이상 등 내과적 질환
- 수면부족
- 약물 영향

→ 진료
↓
검사
↓
진료 가능한 경우도 있음

자세히 갑작스런 변화의 경우 일단 조기진료를

알츠하이머형 인지증은 어느 날 갑자기 변화가 일어나는 게 아니라 서서히 변화가 나타납니다. 갑작스러운 변화인 경우는 '치료 가능한 상태'로 생각되므로 조기 진료, 검사, 진단이 필요합니다.

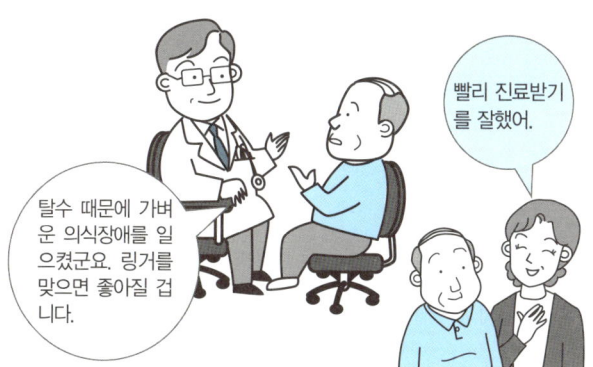

평소에 비해 상태가 '어라? 이상하다?!'고 느끼는 눈이 중요합니다.
치료 가능한 상태는 조기발견, 조기치료가 가장 효과적입니다.
시설에서도 '평소와 다르다'고 깨닫는 것은 매우 중요합니다.

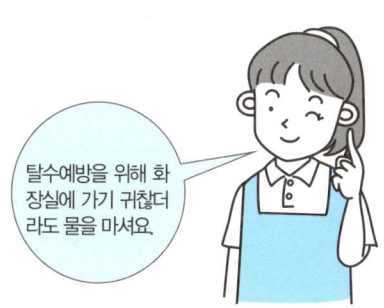

45 진료 시에 본인의 상황을 잘 설명하려면

평소 진료에서 '할머니 인지증이 진행되는 모양인데 선생님한테 어떻게 말해야 좋을까?' 하는 등의 고민이 있나요? 진료 시에는 본인도 있으므로 본인의 눈앞에서는 상담을 못하고, 상담하려고 해도 진료 시간은 한정되어 있으므로 말하고 싶어도 못하는 경우가 있을 겁니다.

포인트 가족이 진료하면서 상황을 전하는 방법

❶ 의료기관에 상담 담당자가 있는 경우

진료 전에 상담원에게 전화해 힘든 상황을 전달해 둡니다. 무엇 때문에 힘든지, 어떻게 해줬으면 하는지 등도 같이 상담하면 진료 전에 상담원이 의사에게 상황을 전달해 진료하면서 효과적으로 대응해 줍니다.

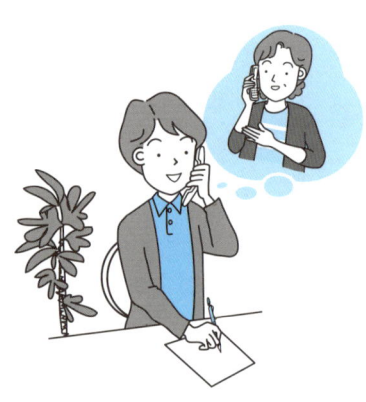

또 전화로 평소 정보교환을 해두면 변화가 생겼을 때도 신속히 대응할 수 있습니다.

❷ 의료기관에 상담 담당자가 없는 경우
- 진료 전에 전화로 간호사에게 상태를 전해 둔다.

• 접수하면서 메모를 전달한다

진료 전까지 의사에게 전달되도록 사전에 메모를 적어둬 진료 당일 접수처에 메모를 건넵니다.

본인이 보는 앞에서 상담하지 않아도 내용을 전달할 수 있는데 평소 힘든 일이 있는 경우 의사에게 메모를 쓰겠다고 전해두는 편이 좋습니다.

• 메모를 쓸 때의 포인트
항목별로 사실만을 기입한다.

'○월○일○시경 ○을 했다' 등, 사실을 중심으로 간결하게 요점을 적습니다.

기입할 때 평소 힘든 점이나 고충 등의 감정이 많이 들어가면 사실을 정확히 전하기 어렵습니다.

+One 정보연계툴(인지증 연계패스) 활용

지방자치단체 등이 인지증 연계패스(다양한 직종에서 사용하는 연계노트 같은 것)를 만들어 활용하고 있습니다. 이를 이용하면 의사, 가족, 서비스 사업자가 정보를 공유할 수 있습니다. 서비스 사업자는 서비스 이용 상황을 기입하며 의사는 진료 상황을 기입합니다. 그 자리에 없더라도 상태를 알 수 있기 때문에 정확한 케어로 이어집니다.

단 본인도 볼 수 있으므로 작성할 때 충분한 배려가 필요합니다. 어떤 질병의 경우라도 증상을 본인 눈앞에 들이밀면 그 사람에게 상처를 줄 우려가 있습니다. 본인이 기분 좋게 생활할 수 있도록 관계자들이 배려하며 평소 긴밀한 연계를 해 나갑시다.

가족 모임이나 인지증 (오렌지) 카페에 참가하자!

인지증이 알려진 오늘날에도 인지증 환자를 개호하는 가족 중에는 고민이나 불안을 누구에게도 털어놓지 못하는 분들이 계실 겁니다. 가족 모임이나 인지증(오렌지) 카페는 같은 고민을 안고 있는 사람들이 교류하는 곳입니다. 인지증 개호는 길고 오래갑니다. 개호란 큰 짐을 혼자 짊어지지 말고 모두와 나눌 수 있도록 참가합시다.

> **포인트** 고민을 혼자 끌어안지 않는다

● **인지증 가족 모임**※

인지증 환자를 개호하는 가족이 안고 있는 고민과 불안, 누구에게도 말 못하는 일이나 스트레스 등 뭐든 얘기할 수 있는 곳입니다. 참가자는 이 모임에서 들은 개인정보는 다른 곳에서 얘기하지 못하도록 약속을 하기 때문에 안심하고 얘기할 수 있는 곳입니다.

각 지방자치단체에 '인지증 환자와 가족 모임' 지부가 있습니다.

● **인지증(오렌지) 카페**※

인지증 환자 및 가족, 지역 주민, 인지증 관련 전문직 등 누구든 참가할 수 있는 모임입니다. 주민센터나 마을 민가 등을 빌려 다과를 즐기며 교류를 합니다.

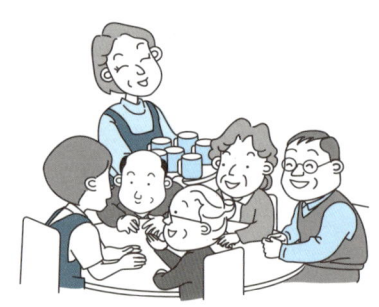

※가족 모임이나 인지증(오렌지) 카페의 실시상황은 지역에 따라 다릅니다. 인근 지역포괄지원센터 및 인지증질환의료센터에 문의하십시오.

개중에는 인지증 환자가 차를 대접해 주는 카페도 있다고 합니다. 인지증 환자에게는 자신이 활동하며 즐길 수 있는 곳이며 가족에게는 이해자와 만날 수 있는 곳, 지역민들에게는 인지증에 대한 이해를 넓힐 수 있는 곳입니다.

인지증가족교류회

대성회 그룹에서는 인지증질환의료센터에서 '인지증가족교류회'를 3개월에 1번 개최합니다. 매번 10명 정도가 참가하며 정신보건복지사와 임상심리사가 동석합니다. 평소 좀처럼 털어놓기 힘든 불평을 하거나 10년 이상 개호를 해온 가족의 경험담을 듣고, 경험이 많은 분께 질문을 하거나 전문가에게 인지증의 종류 및 증상을 확인하고, 스트레스를 해소하는 곳으로 이용되고 있습니다.

누구에게도 말 못할 고민은

지금으로부터 20년~30년 전의 일입니다. 할아버지는 저녁이 되면 내복이랑 바지에 겉옷을 입고 비틀비틀 밖으로 나가서는 이웃들 손에 끌려 돌아왔습니다. 할머니는 "돈을 며느리가 훔쳐갔다"며 방의 창문이나 문틈을 테이프로 메우고 이웃에게 가서는 "며느리가 돈을 훔친다"고 말했습니다. 아무것도 모르는 이웃은 "그 집 며느리가 돈을 훔친대" 하고 소문을 냈죠. 며느리는 집집마다 해명하러 다닐 수도 없었고 시어머니한테 말을 해도 싸움만 날 뿐이라고 생각해도 참을 수 없어 누구에게도 말 못할 분노와 함께 포장완충재인 에어캡을 뜯고는 했습니다. 지금처럼 인지증이나 배회나 도난, 망상 등이 알려져 있지 않던 시절이었습니다. 며느리(저희 어머니)는 마음을 터놓을 곳이 없어 스트레스와 싸워야 했습니다(어느 스태프가).

조기발현인지증에 대한 지원을 받으려면

조기발현인지증은 '조기'란 단어처럼 18세 이상 65세 미만의 젊은 시기에 발병하는 인지증입니다. 한창 일할 나이에 인지증이 발병하면 노년기와는 다른 문제가 발생합니다.

포인트 조기발현인지증 환자의 어려움

● 수입이 끊길 우려

한창 일해야 할 시기에 발병하므로 수입이 끊긴다는 경제적인 문제를 생각할 수 있습니다. 가족을 떠받치는 기둥이 인지증을 앓게 되면 본인은 물론 가족의 생활이 곤경에 빠지게 됩니다.

● 주변으로부터 인지증이라고 이해받기 어려움

데이서비스 등 개호보험 서비스를 이용해도 주변의 이용자는 자기 부모 나이와 비슷한 사람이 많기 때문에 오히려 고립되는 경우가 있어 본인이 서비스를 거부하는 경우도 적지 않습니다. 그런 경우는 입원할 시설과 의논해 실제로는 이용자이지만 자원봉사자(혹은 파트타임 직원)로 다닐 수 있도록 하면 즐겁게 갈 가능성이 있습니다.

신체적인 기능은 유지되는 경우가 많으므로 주변에서 봤을 때 인지증이라고 이해받기 어려우며 주변 사람들도 어떻게 대해야 할지 모르는 현실적인 문제가 있습니다.

> 조기발현인지증 환자 수는 전국 37,800명. 인구 10만 명당 47.6명으로 인지증 전체에서 차지하는 비율은 1퍼센트 정도입니다(조기발현인지증 실태와 대응의 기반 정비에 관한 연구 : 2009년).

포인트 상담부터 지원까지 흐름

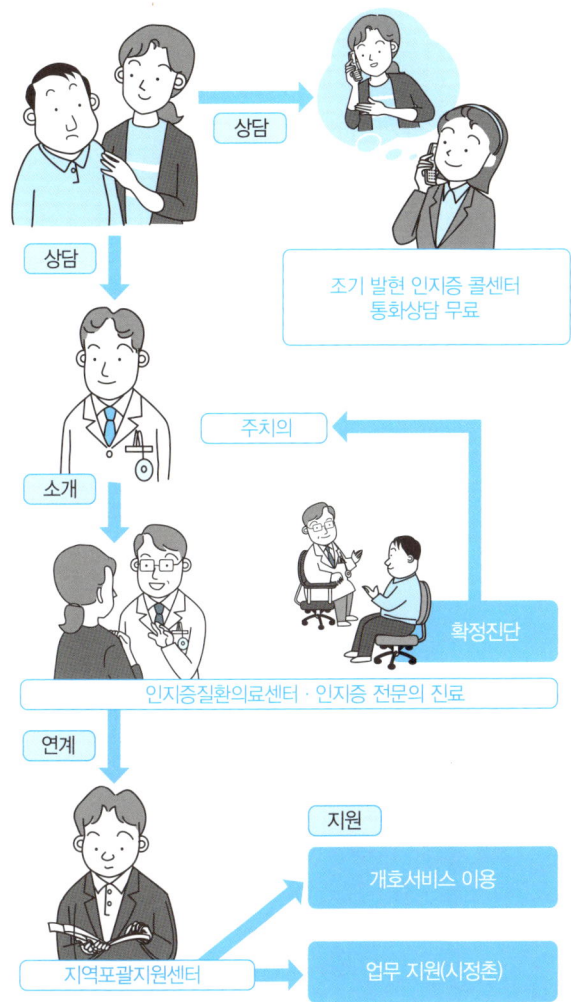

자세히 적절한 지원을 받기 위해서는

● **인지증 전문의의 진료를 받자**

본인이 진찰 받으러 가기 싫어하는 경우, 지역포괄지원센터와 단골 의사, 치매질환의료센터에 상담하고, 진찰할 수 있도록 하고 갑시다.

● **시정촌(기초자치단체) 창구로 상담**

인지증 전문의의 진단을 받아 조기발현인지증으로 진단받으면 의료비 자기부담을 줄이는 등 제도적 지원을 받을 수 있습니다. 거주하는 기초자치단체 창구에 상담하십시오.

● **정신장애자 복지수첩을 신청하자**

인지증은 기질성 정신장애에 해당되며 세제 혜택 조치 등을 받을 수 있습니다. 초진 이후 6개월이 경과하면 신청 가능합니다.

플러스 +One원 가족에 대한 지원도 있다

가족지원네트워크로 조기발현인지증 콜센터, 조기발현인지증 가족 모임 및 인지증(오렌지) 카페(→ P.186) 등이 있습니다. 또 아동에 대한 지원으로는 상황을 학교 선생님에게 전하는 등 주변에 알리는 것이 필요합니다. 혼자나 가족끼리만 끌어안지 말고 네트워크를 만들어 나가는 것도 중요합니다.

● 일을 계속할 수 있도록 상담하자

조기 치매로 진단되면 직장에 병이 있음을 알리고 이해를 얻도록 합시다. 필요에 따라 증상에 적절한 부서로 이동하는 등의 상담도 필요합니다. 직장의 이해를 얻을 수 있다면 초기인 경우 일을 계속할 수 있습니다.

> **플러스 +One 원: 경제적인 지원도 있다**
>
> 조기발현인지증은 신체기능이 유지되므로 맨투맨으로 작업을 가르칠 수 있다면 근로도 가능하나 현재로서는 일손이 부족한 것도 있어 작업 가능한 환경을 만들기가 어려워 근로가 어려운 상황입니다.
>
> 휴직 및 퇴직을 하게 된 경우에는 상병수당금 및 고용보험 신청 등의 경제적인 지원책이 있습니다. 또 연금에 가입한 경우는 연금 종류에 따라 장애연금 대상이 되는 경우가 있으나 장애연금에는 가입기간 등의 요건이 있으므로 사회보험사무소에 확인하십시오.

> **케어 한마디: 진료거부를 하는 환자가 기쁘게 병원에 오도록 하는 비법**
>
> '좋아하는 주치의에게 직접 만든 된장을 주고 싶다' 그 마음만으로 무거운 된장을 양손에 들고 병원에 온 김에 진료도 받고 가는 경우가 있습니다. 계기야 뭐가 됐든 진료만 받을 수 있다면 OK죠.

운전면허에 관해

부모님의 자동차 범퍼가 찌그러져 있거나 차체에 긁힌 흔적이 있는 걸 보고 부모님의 운전이 걱정된 경우가 없으신가요? 뉴스에 고속도로를 역주행한 차가 나오면 운전자가 고령자가 아닐까 생각하는 분도 많지 않을까요.

포인트 사고를 낼 위험성이 높다

고령자는 운동 및 반사기능이 저하되어 있기 때문에 운전에 위험이 따릅니다. 게다가 인지증에 걸리면 사고를 일으킬 위험성은 더욱 높아집니다.
또 도로교통법상 인지증 환자의 운전은 금지되어 있습니다.
아울러 인지증의 종류에 따라 운전의 위험도가 다릅니다.

- **알츠하이머형 인지증의 경우**
시각기능이 저하되므로 거리감이 떨어져 벽을 들이박거나 목적지를 잊어버리거나 길을 잃고 돌아오지 못하는 경우가 있습니다.

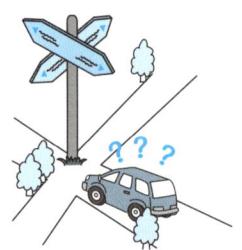

- **전두측두형 인지증의 경우**
규칙을 지키지 못하게 되므로 신호무시 및 일방통행을 역주행하거나 경찰차가 쫓아오는 걸 뿌리치고 도망치려 하는 등의 행동을 보입니다.

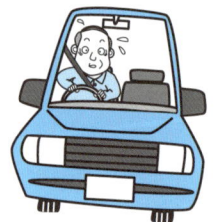

자세히 인지증 환자가 운전을 그만두게 하려면

❶ 주치의에게 상담

인지증 초기라면 사전에 병원의 상담원 및 의사와 상담해 진료 시 의사가 본인에게 '인지증 환자는 운전을 하지 못하도록 되어 있다'고 알리도록 합시다. 그리고 어디까지나 운전금지를 위한 일시적 조치로 가족의 책임하에 한정적인 운전을 고려합시다.

- 낮에만 운전하는 등 시간을 정한다.
- 근처 마트나 논밭 등 익숙한 곳으로 한정한다.
- 반드시 가족이 옆에 타고 타인을 태우지 않는다. 등

❷ 지역포괄지원센터에 상담

상담원에게 자택 방문을 부탁해 면허증을 자발적으로 반납한 경우의 각 기초자치단체 지원제도에 대한 설명을 듣도록 합시다.
예) 택시 할인, 버스 할인, 시설 이용 할인 등
보건사가 자택을 방문해 질병 상담을 하면서 평소부터 걷는 습관을 기르도록 권장하는 것도 좋습니다.

❸ 기타 방법

- 자동차 열쇠를 숨기면 본인이 불안해 하는 경우도 있으므로 열쇠를 주고 차 배터리를 뺀다.
- '시동이 안 걸려서 고장 났다'고 차에 메모를 붙인다.
- "차가 고장 나 수리를 보냈다"고 말하고 폐차한다. 등

뭐가 효과적인지는 케이스 바이 케이스입니다.

자세히 운전 상황을 체크하자

가족은 '운전을 그만두게 하고 싶어'도 본인은 인지증 병식이 없는 경우가 많아 먼저 '운전을 그만두겠다'고 말하지 않습니다. 가족이 그만두라고 해도 좀처럼 말을 듣지 않는 경우가 많은 게 현실입니다.

어느 타이밍에 운전을 그만둬야 할지 객관적으로 이해시키기 위해서는 구마모토대학 이케다 교수가 작성한 운전 체크표를 활용할 수 있습니다. 이 표에 기입을 시키고 1항목이라도 빈발한다면 운전을 그만두도록 권합시다.

⊙ 운전 체크표

	운전 체크	일시	일시	일시	일시	일시	느낀 점
1	센터라인을 넘어감						
2	길 가장자리 구역을 넘어감						
3	차고 주차(지정구역 내 주차)에 실패						
4	평소 안 가던 길을 가면 갑자기 헤맴						
5	평소 안 가던 길을 가면 패닉 상태가 됨						

출처 : 미야케 다카오 『인지증 전부 도해』(MC메디카출판, 2011년)

+One 몰래 운전하던 사람에 대해서는

위험하다고 가족들이 운전을 못하게 하거나 면허를 반납하고 차를 팔아도 자꾸만 운전을 하려는 환자가 있었습니다. 그분은 차를 직접 구입해 무면허로 비밀 운전을 했다고 합니다. 이런 경우 운전을 하지 않을 때 많이 칭찬을 합시다. 또 근처 파출소에도 상담해 지켜봐 달라고 협조를 받읍시다.

+One 운전경력증명서

면허를 취소한 경우 면허증이 유효 기간 내라면 신분증명서 같은 '운전경력증명서' 발행이 가능합니다.

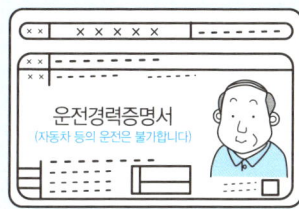

케어 한마디 기저귀를 벗는 이유를 알아보면

야간에 기저귀를 벗거나 만지는 분들께 "오늘 제가 숙직이니까 언제든지 또 갈아드리러 올 테니 안심하세요"라고 말을 하자 "다행이야, 부탁할게"라고 대답하며 기저귀를 벗는 게 줄어들었습니다.

기저귀를 벗거나 만지는 경우에는 반드시 소변이 나왔거나 나온 걸 알아서란 생각에 두 명이 부축해 화장실로 안내했습니다. 무사히 배뇨를 했고 본인도 "다행이다. 고마워" 하고 무척 기뻐하셨습니다. 그 뒤에도 낮에는 화장실로 안내하기로 통일한 결과, 기저귀 벗는 증상이 거의 사라졌습니다.

성년 후견제도

성년 후견제도는 인지증 고령자 등 판단력이 떨어진 분들이 다단계 영업이나 불법적인 고가의 리모델링 등의 악덕 상술에 속아 금전적인 피해를 입지 않도록 그 사람 대신 재산을 지켜주는 사람을 정하는 제도입니다.

포인트 임의 후견과 특정 후견이 있다

① **임의 후견제도** …… 인지증이 발병하기 전에 자신의 의지로 결정

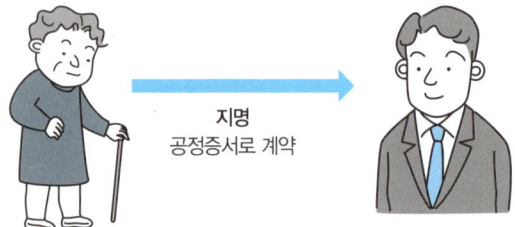

지명
공정증서로 계약

② **법정 후견제도** …… 가정법원에서 선임한다

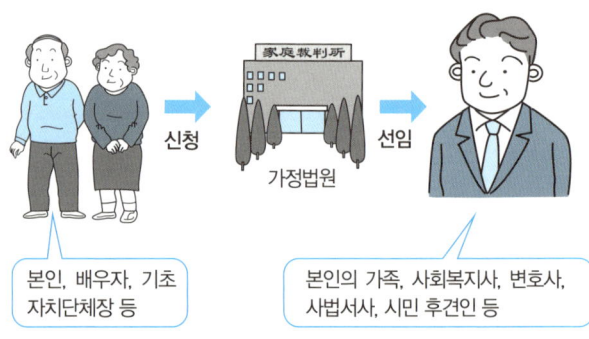

신청   가정법원   선임

본인, 배우자, 기초 자치단체장 등

본인의 가족, 사회복지사, 변호사, 사법서사, 시민 후견인 등

성년 후견을 이용하려면 비용이 듭니다. 후견인의 직종에 따라 다르므로 상담하면서 확인하십시요.

자세히 대상자의 판단능력에 따라 후견 종류가 다르다

종류	대상자의 판단능력
후견인	판단력이 상시 결여
보좌인	현저히 불충분
보조인	불충분

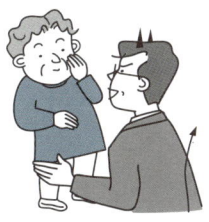

- 후견인이 할 수 있는 일

본인의 재산관리, 계약 등 법률행위에 관한 사항

실제 개호시설 등의 입원 계약, 치료·입원에 관한 계약 등

- 상담처

지역포괄지원센터(기초자치단체)/변호사회/사법서사회(공익사단법인 '성년 후견센터·리걸서포트')/지방자치단체 사회복지사회/공익사단법인 사회복지사회 '권리옹호센터 파트너'/사회복지협의회

+One 후견인은 계약 취소가 가능하다

알츠하이머형 인지증에 걸려 혼자 사는 A씨에겐 사법서사 후견인이 있습니다. 어느 날 A씨는 갑자기 찾아온 영업사원과 고액의 리모델링 계약을 맺게 됩니다. 케어 매니저가 계약서를 발견해 A씨에게 확인했지만 횡설수설합니다. 케어 매니저는 후견인에게 연락해 내용을 확인시키고 계약을 취소할 수 있었습니다(후견인은 재산에 관한 법률행위를 본인을 대행할 수 있습니다).

 일상생활 자립지원사업

일상생활 자립지원사업은 혼자 사는 인지증 환자 등 깜빡하고 중요한 물건을 잃어버리는 분들 대신 은행 입출금 및 통장 등의 중요 서류 보관, 복지 서비스 이용 요금 지불 등을 대신해 주는 사업입니다.

포인트 | 일상생활 자립지원사업에서 도움을 받을 수 있는 일

① 복지 서비스를 이용하는 도움

OK: 서비스 정보제공, 이용료 지불 등

NG: 시설 및 병원 입원, 입원 계약, 장보기, 청소 등

② 중요한 서류를 보관

OK: 예적금 및 인감 등

NG: 귀금속, 유가증권, 보석, 귀중품 등

③ 일상생활의 돈 관리

OK: 은행 입출금, 공공요금 납입 등

NG: 부동산 및 예적금 자산운용 등

자세히 이용까지의 흐름

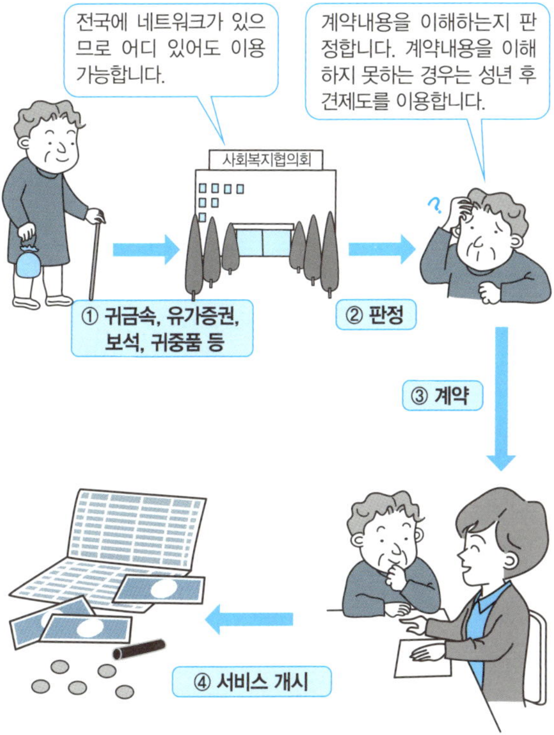

전국에 네트워크가 있으므로 어디 있어도 이용 가능합니다.
계약내용을 이해하는지 판정합니다. 계약내용을 이해하지 못하는 경우는 성년 후견제도를 이용합니다.
사회복지협의회
① 귀금속, 유가증권, 보석, 귀중품 등
② 판정
③ 계약
④ 서비스 개시

플러스 +One 원 이용에 드는 비용

상담…… 무료

이용…… 거주 자치단체에 따라 다르나 대체로 1회 1시간에 1,000원 ~1,500원 정도입니다.

자세한 건 지역 사회복지사협의회에 문의하십시오.

51 지역포괄케어시스템

지역포괄케어시스템은 본인이 건강을 유지할 수 있도록 지역에서의 관계를 유지하며 질병에 걸렸을 때, 개호가 필요해졌을 때에도 내 고장에서 생활할 수 있도록 지원하는 시스템입니다.

포인트 내 고장에서 살 수 있도록 지원

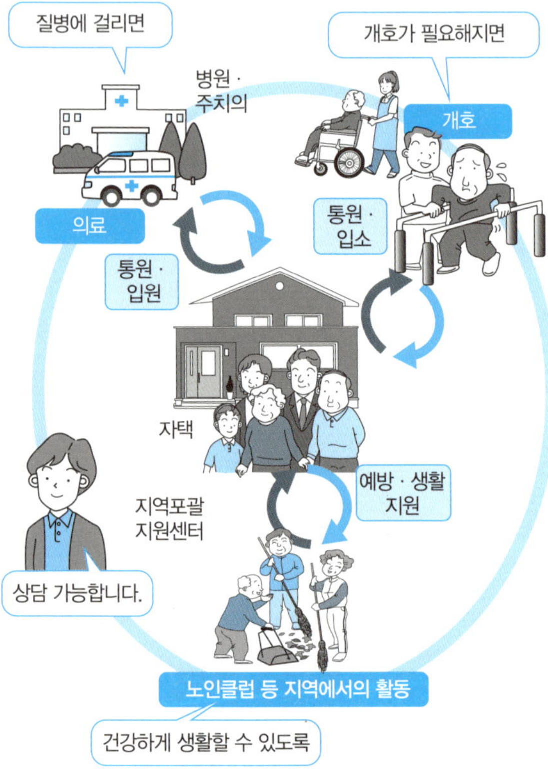

- 질병에 걸리면 → 병원·주치의 / 의료 / 통원·입원
- 개호가 필요해지면 → 개호 / 통원·입소
- 자택
- 예방·생활 지원
- 노인클럽 등 지역에서의 활동 — 건강하게 생활할 수 있도록
- 지역포괄지원센터 — 상담 가능합니다.

자세히 이웃끼리 서로 돕기(호조) 위한 지역 만들기

- **지역포괄케어시스템이 필요한 이유**

    일본인의 평균 수명은 남성 80.21세, 여성 86.61세로 세계 굴지의 장수국가입니다(2013년 일본 후생노동성 조사). 평균수명이 80세가 넘는 현재 60세에 일을 은퇴하는 건 너무 이릅니다. 그 뒤는 어떡할까요? 또 고령자가 느는 가운데 세금이나 개호보험으로 모든 것을 충당하면 국가가 도산해버릴 겁니다.

    그래서 고령자 자신이 스스로의 건강을 지키는 것(자조노력)과 이웃끼리 서로 돕기(호조) 위한 지역 만들기가 필요합니다.

    지역 만들기의 중심은 지역포괄지원센터입니다. 지역포괄지원센터의 상담원 및 담당 개호지원 전문원(케어 매니저)은 서비스 조정 등을 해 줍니다.

- **지역포괄케어시스템의 정비**

    2015년은 단카이 세대(=베이비붐 세대, 1947년부터 1950년생)분들이 65세 이상이 되는 해입니다. 지역포괄케어시스템은 단카이 세대가 75세 이상이 되는 2025년까지 정비를 목표로 하고 있습니다. 정든 지역 속에서 필요한 의료 및 개호 서비스, 개호예방 서비스, 생활지원(살펴보기 및 장보기 지원 등), 주거 제공 등을 실시해 지역 속에서 계속 살아갈 수 있도록 지원하는 체제를 만들어 나가게 됩니다.

    이를 위해서는 지역의 상호 도움이 매우 중요합니다.

 '가쿠샤쿠 교실(노인 활력 교실)' 등 건강한 생활을 돕는 지역 활동 기회는 자치단체에 따라 다릅니다.

인지증 환자가 역할을 갖는 자리를 만들자

인지증 예방 및 케어에는 '쾌자극', '칭찬을 통한 의욕 향상', '원활한 커뮤니케이션을 통한 안심', '역할 연기를 통한 보람 창출', '실패를 막는 지원'의 뇌활성화 리허빌리테이션 5원칙(→ P.41)이 활용 가능합니다. 이를 위해 다양한 활약의 '자리'를 마련합시다.

포인트 인지증 환자가 활약할 수 있는 '자리'는 다양하다

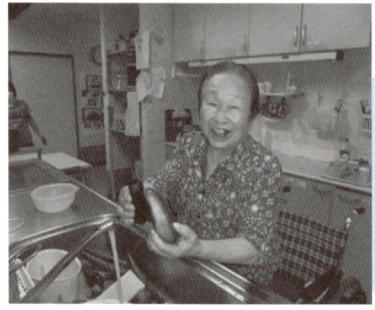

인지증 그룹홈에서 스태프가 지켜보는 가운데 집안일을 한다. 주인공은 '환자 본인'.

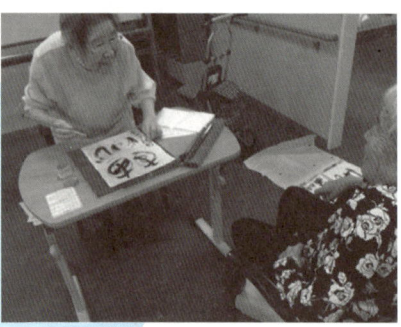

젊은 날의 기술. 누구나 참여 가능한 오픈 라운지에서 서예 취미활동 강사를 맡는다.

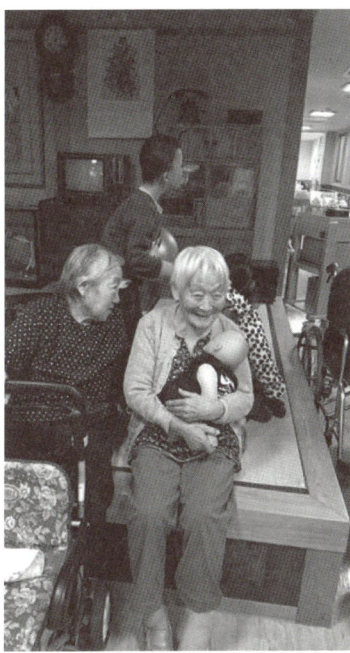

특별 양호노인홈과 연계한 학동보육 아동을 돌봄. 아이를 봐주는 동안 스태프에게도 도움이 됨.
아기 인형을 다정하게 안고 달램.

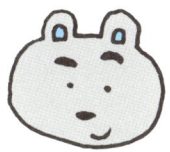

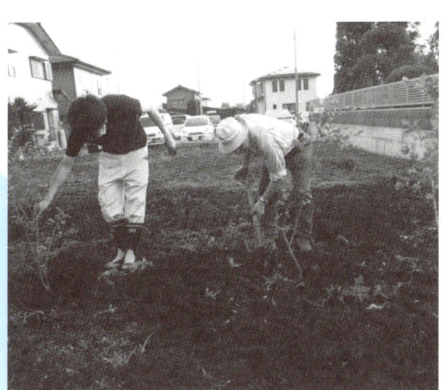

익숙한 밭일은 아직도 젊은이들 못지 않다.

지역에서 지켜보기

지역에 사는 사람들이 지켜봐줌으로써 인지증에 걸려도 안심하고 생활할 수 있는 환경을 만들어갈 수 있습니다.

포인트 인지증을 배려하는 지역만들기 네트워크

인지증에 걸려도 정든 곳에서 안심하고 살아가도록 지역에 사는 사람들이 말을 걸거나 행방불명이 되어도 다 같이 찾을 수 있는 연락체계입니다.

가족들이 경찰에 제출한 수색원을 바탕으로 경찰이 등록처 기업에 정보를 일제히 FAX로 송신하고, 지역 FM국에서 라디오를 통한 수색의뢰를 하며, 메일로도 수색의뢰를 합니다.

◉ 인지증을 배려하는 지역만들기네트워크의 흐름

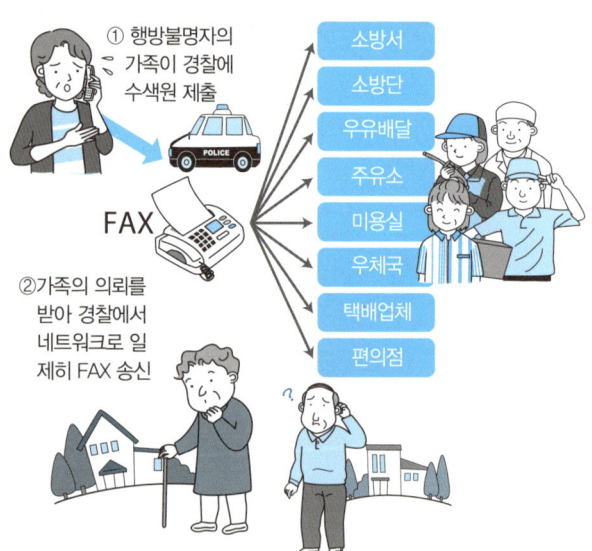

자세히 인지증으로 연간 1만 명 이상이 행방불명

겨울인데 얇은 옷만 입고 코트도 걸치지 않은 채 발에는 샌들만 신는 등 계절과 날씨에 맞지 않는 복장으로 불안하단 듯이 걷고 있는 사람을 본 적이 있나요?

인지증 환자가 집에 있는데도 불구하고 '여긴 내 집이 아니니까 집에 돌아가야 한다', '자녀가 학교에서 돌아올 시간이니 밥을 해야 한다'며 밖에 나가는 경우가 있습니다. 본인에게는 이유가 있지만 목적지를 잊거나 무엇 때문에 밖에 나왔는지를 잊고 길을 잃어 행방불명이 되는 사람도 있습니다.

인지증 환자 및 의심환자 중 배회 등으로 행방불명 되는 사람은 경찰청에 접수된 숫자로 봤을 때 전국에서 연간(2014년) 10,783명을 웃돌고 있습니다.

플러스 +One원 배회·지켜보기 SOS 네트워크

정식으로는 지역 인지증 고령자 등의 지켜보기 체제 만들기를 '배회·지켜보기 SOS 네트워크'라고 합니다. 그러나 최근에는 '배회'란 단어 자체가 부정적인 이미지가 있다는 논의가 있습니다. 2015년 '신오렌지플랜'의 3대 주요사항 중에 '인지증 고령자 등을 배려하는 지역 만들기'란 항목이 생겼으며, 그 안에 지켜보기 네트워크도 포함됩니다. 사실 저희 병원에서는 이미 명칭을 정해 2005년부터 지역과 협력하는 '누마다시 인지증을 배려하는 지역만들기 네트워크'로 활동해왔습니다.

1940년대 일본은 이웃간의 커뮤니케이션이 활발해 이웃집 아이나 할아버지, 할머니도 이웃들이 늘 살펴보며 무슨 일이 생기면 바로 얘기할 수 있었습니다. 그러나 현대에는 낮 동안 일 때문에 집을 비우는 가정도 늘었으며 도회지에서는 이웃에 누가 사는지도 모르는 상황이 보통입니다.

※일본 경찰청 '2014년 중 행방불명자 상황' 인용

케어 한마디 — 생명의 보물찾기

군마현 누마다시에서는 배회수색 모의훈련을 '생명의 보물찾기 훈련'이란 명칭으로 변경했습니다. 그 경위는 이렇습니다.

누마다시는 2005년에 SOS 네트워크를 구축, '누마다시 인지증을 배려하는 지역만들기 네트워크'라 명명했습니다.

지금으로부터 10년 전 첫 모의훈련 때 당시 초등학교 6학년이었던 딸과의 대화 도중 '생명의 보물찾기'란 멋진 발상이 태어났습니다.

딸 : "엄마, 일요일인데 어디 가?"
나 : "인지증으로 길을 잃어 곤경에 처한 사람을 찾는 훈련을 하러 가. 인지증 역할인 사람이 시내를 돌아다니면 누가 빨리 찾는지 알아보는 거야."
딸 : "헤에, 재미있겠다! 보물찾기 같네."

그때 바로 깨달았습니다. 생명이란 보물을 찾는 '생명의 보물찾기'라고.

나이를 먹어도, 인지증에 걸려도 생명이란 보물의 가치는 변하지 않습니다. 보물찾기라면 '찾기 힘들다'가 아니라 '누가 제일 먼저 찾을 수 있을지' 경쟁하며 찾을 수 있습니다. 그런 마을을 만들고 싶었습니다.

계속 그렇게 생각하며 몇 년을 건의한 끝에 이번에 훈련의 정식 명칭을 '생명의 보물찾기'로 변경하게 되었습니다.

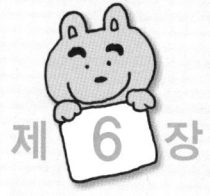

제 6 장

더 나은 케어를 위해

개호에 연소되지 않는 개호자가 되자

장작이라면 연소하는 게 당연하지만 개호자의 마음이 무너져 개호를 필요로 하는 사람에게서 마음이 떠나버리는 '연소'는 바람직하지 않습니다. 그럼 '불씨'를 남기는 '힘을 뺀 개호', '적당히 노력한 개호', '개호자가 스스로 잘했다고 만족할 만한 개호'는 어떤 개호일까요?

포인트 개호자의 부담을 줄이려면

개호부담 정도를 평가하는 데 사용되는 Zarit 개호 부담 척도를 보면 '대처 방법을 모르겠다' '긴장이 계속된다', '화가 난다' 등 개호에 직접 관계된 문제와, '개호자의 외출이나 친구와의 교류 기회가 줄었다' 등 간접적인 질문이 나와 있습니다. 따라서 이에 대응할 수 있다면 개호 부담이 줄어들 것입니다. 어떡하면 개호자의 부담을 줄일지 같이 생각해 봅시다.

- **대처 방법을 모를 때**

이 책은 이를 위해 쓰였습니다. 각 증상에 맞춘 대응 요령을 본서를 통해 배웁시다.
  - 망상에는 공감하는 태도로

  망상은 바로잡으려고 해 봤자 쓸데없는 노력임을 이해하고 공감하는 태도로 대합시다.

  '그런 말도 안 되는 일이 있을 리 없다'는 식의 대응에서 '도둑 맞으셨군요'라는 대응으로.
  - 이해할 수 없는 행동이라도 본인 나름의 의미가 있다고 이해

  기본적으로 개호자에게는 이해할 수 없는 행동이라도 본인에게는 의미가 있는 행동입니다. 잘 관찰해 보면 해답을 찾을 가능성이 있습니다. 인지증 환자의 행동이 '의미불명의 불가해한 행동'에서 '왜 그

런 행동을 하는지 이해할 수 있는 것'으로 바뀜으로써 부담감이나 좌절감을 줄일 수 있습니다.

예를 들어 '밤중에 돌아다니는 이상한 행동'으로 보였던 것이 '빠져서 찾을 수 없는 틀니를 찾아다니는' 것이라면 불쾌한 행동이 아닌 어쩔 수 없는 행동이라 이해될 것이며 대응 방법도 떠오를 것입니다(틀니는 야간에도 빼지 않는 편이 구강 건조를 예방할 수 있습니다).

● 환자 본인의 상태가 불안정해 개호자의 긴장이 계속될 때

본인의 상태가 불안정하면 약제 조정 등으로 진정시키는 경우가 종종 있습니다.

밖에 나가버려서 방심할 수 없는 등 구체적인 증상에 대한 대응은 각 항목을 읽어주십시오. 개호자 자신이 심리적인 도움을 받을 필요도 있습니다.

[사례] 10분마다 화장실에 가겠다고 소란을 피우는 알츠하이머형 인지증 환자 A씨는 알츠하이머형 인지증 치료약인 도네페질을 중지했더니 소동이 진정됐습니다.

● 화가 날 때

인지증 환자의 '병식 없음'은 본서에서도 강조하고 있습니다.

• 화를 내도 좋을 것 하나 없다는 것을 이해한다.

실패에 대한 자각이 없다는 것, 그리고 그것을 지적당하면 화내는 것, 그것이야말로 인지증의 특징적인 증상입니다. 이를 알면 화내는 것 자체가 '손해'란 걸 이해할 수 있습니다. 화를 내면 화를 낸 사람뿐만 아니라 상대방도 기분이 상하므로 좋을 게 전혀 없다는 것을 깨닫는 게 중요합니다.

다른 질병이라면 개호자에게 '고맙다'고 감사를 하겠지만 인지증 환자 중에는 드뭅니다. "선생님, 빠른 포기가 상책"이라고 한숨지은 개호자도 있었습니다.

• 스스로에게 상을 주자

인지증 개호는 '해준 보람이 없다'는 특징을 갖고 있습니다. 그러니까 스스로에게 '상'을 줄 필요가 있습니다. '난 열심히 했다, 장하다'고 가끔은 맛있는 음식을 먹으며 긴장을 풀어줍시다.

• 싫어하는 일은 하지 않는다

그리고 싫어하는 일은 하지 않는 것도 하나의 방법입니다. '거부당하면 물러났다 다시 시도하기'를 원칙으로 합시다.

• 말을 걸 때는 신중히

말을 거는 방법도 중요합니다. "냄새 나니까 옷 갈아입자"고 하면 기분이 좋지 않겠죠. "옷 갈아입고 개운해져요", "옷 갈아입고 만두 먹어요", "한잔 해요"라고 하면 좀 기쁘겠죠. "빨래할 거니까 지금 옷 갈아입어주면 정말 고마울 거예요"라고 하는 것도 듣는 사람의 마음을 존중하는 겁니다. 사실 긍정적인 말을 하면 듣는 사람뿐만 아니라 말하는 사람도 행복해집니다.

• 거부당하면 10분 지나서 다시 한번 권유하자

옷을 갈아입지 않아도, 입욕을 하지 않아도, 생명에는 지장이 없습니다. 억지로 하려고 하지 말고 거부당하면 물러납시다. 다른 즐거운 일을 하다가 10분 정도 지나서 기억이 흐릿해졌을 즈음 다시 한번 권해보는 게 좋습니다.

• 교류 기회가 줄어들 때

혼자 짊어지지 않는 것이 중요합니다. 개호보험 서비스를 사용함으로써 케어 매니저란 상담상대를 얻어 낮에는 데이 서비스에, 지쳤을 때는 쇼트스테이에 며칠간 환자를 맡기는 등의 휴식 시간과 친구를 만나는 시간을 만드는 것(레스파이트 케어)가 중요합니다. 본서에서는 제5장에서 다양한 개호 보험 서비스에 관해 설명하고 있습니다.

자세히 인지증 환자를 이해하는 것, 너무 애쓰지 않는 것

인지증 케어 관계 전문가들이 개호에 어려움을 느끼는 것은 폭언이나 폭력, 거식, 개호거부, 이식, 도난, 망상 등입니다. 행동·심리증상(BPSD)과 일상생활 장애 양쪽이죠.

한편 가족개호자가 한계를 느끼는 증상은 ① 감당이 안 됨 : 망상 등을 어떻게 케어해야 할지 모름 ② 손이 많이 감 : 개호를 거부하는 등 뜻대로 되지 않음 ③ 손을 뗄 수 없음 : 긴장을 풀 수 없음 ④ 포기 : 욕을 듣거나 폭력을 당해 이제 한계에 달함 등입니다(무로후시 군시 『치매노인에 대한 대응과 개호』 금강출판, 1998).

개호자가 인지증 환자의 속마음을 이해하고 지나치게 애쓰지 않으며 인생을 함께 즐긴다는 긍정적인 마음을 갖는 것이 스트레스를 줄일 수 있습니다.

⊙ 같은 스트레스라도 받아들이는 방식에 따라 영향이 달라

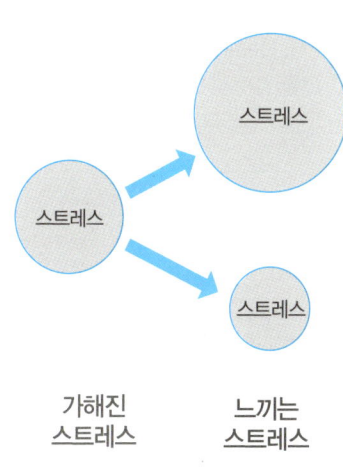

비관적인 성격
- 부정적으로 받아들임
- 나쁜 일뿐
- 힘들다, 힘들다
- 괴로운 인생
- 절약뿐

낙관적인 성격
- 긍정적으로 받아들임
- 뭔가 좋은 일이
- 아무렇지 않다
- 이것이 인생
- 맛있는 것 먹기

55 개호자가 자신의 힘을 믿고 성취감을 느낀다

개호에 지친 '의욕 상실', '절망'의 상태에서 '자신이 힘이 넘친다'고 느끼는 '희망'의 상태로의 전환. 이것이 이 항목의 목표입니다.

포인트 개호자의 임파워먼트

임파워먼트를 직역하면 '힘이 붙는 것'입니다. 두꺼운 스테이크를 먹고 힘이 불끈 솟는 것도 분명 힘이 붙는 거겠지만 여기서는 '무력한 자신'에서 '할 수 있는 자신'이 된다는 뉘앙스입니다. 어떻게 하면 자신의 힘을 믿고 개호의 성취감을 느낄 수 있을까요?

● **인지증의 특성 및 개호 요령을 이해한다**

안타깝지만 인지증은 서서히 진행되는 질병입니다. 아무리 열심히 개호해도 진행되는 과정에서 고통이 따릅니다. 그런 개호 속에서 개호자가 얼마나 성취감을 느낄 수 있을 것인가. 그것은 그 사람의 감성과 크게 관계됩니다(→ 앞 페이지). 감성을 바꾸는 것은 매우 어렵지만 인지증의 특성 및 개호 요령, 스트레스 경감법을 머리로 이해하면 조금씩 부담감이 줄고 성취감이 늘어갈 것입니다.

● **목표를 낮게 설정한다**

인간이 절망하는 건 목표를 달성하지 못했을 때입니다. 그럼 어떻게 하면 목표를 달성할 수 있을까요? 간단합니다. 목표를 낮추면 됩니다. 작은 목표를 매일 달성하면 매일 성취감이란 기쁨을 맛볼 수 있습니다. 그리고 이 성취감(성공 체험)이 축적되면 '자기효력감'(나는 할 수 있다는 자신감)을 낳게 됩니다.

반대로 달성하지 못했다, 실패했다는 체험이 거듭되면 비관적으로 자신감을 잃고 우울 상태에 빠집니다.

● **장애와 공존하며 작은 기쁨=행복을 얻는다**

인지증을 고치겠다는 목표를 세우면 거의 100퍼센트 패배합니다. 그러나 '인지증 환자와 즐겁게 살자'란 목표라면 거의 달성 가능합니다. '개호로 원래대로 되돌리겠다'는 발상에서 초기부터 후기까지의 진행 과정을 인생의 최종장으로 잡고 '마지막이 머지않은 사람과 사이 좋게 살려면 어떻게 해야 할까'라고 발상을 전환하면 다양한 즐거움이 보이기 시작할 겁니다.

'행복'이라는 높은 목표를 노리는 사람에게는 '불행'이 기다립니다. 하루하루 일상 속에서 '작은 행복'을 느끼는 사람은 행복하게 살아갈 수 있습니다.

인지증을 받아들이고 인지증에 의한 생활장애를 가진 사람과 사이 좋게 살아가는 방법을 찾아봅시다.

⦿ 목표를 낮추면 달성할 수 있다.

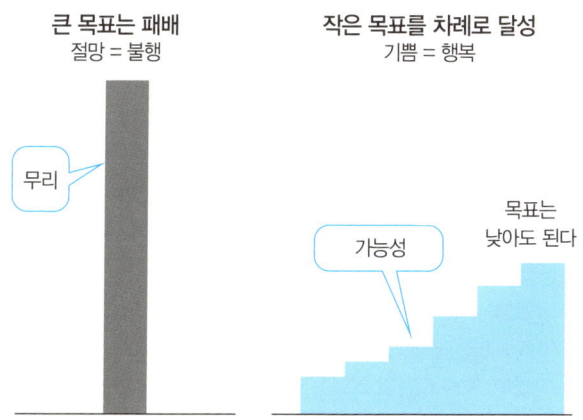

이럴 때는 무리하지 말고 시설 입소를 생각하자

가족 분들께 자주 "언제 시설에 보내면 될까요"란 질문을 받습니다만 시설 입원에는 몇 가지 포인트가 있습니다.

포인트 | 시설에는 시설의 장점이 있다는 것을 안다

스스로 원해서 시설에 들어가는 분은 아직 적을 겁니다. 많은 분들은 '이런 곳에 들어가기 싫다'고 생각하며 입원이나 입소를 할지도 모릅니다. 하지만 개호하는 가족이 지쳐버려 다 같이 쓰러질 때까지 자택에 있고 싶다, 가족과 있고 싶다고 생각할 사람도 적을 겁니다.

시설 입원에 있어 우선 중요한 것은 '시설에 들어가는 건 나쁜 일이 아니다'라고 아는 것입니다. 저희 시설에서는 '시설만의 장점', '시설이기에 가능한 케어'를 추구하며 나날이 연마하고 있습니다.

자세히 | 시설 입원의 타이밍

'시설 입원은 나쁜 일이다'고 생각하는 마음을 떨치기를 바랍니다.

- 동거하는 경우

  가족이 지쳐간다면 서두르는 것이 좋습니다. 다음과 같은 경우는 시급히 시설 이용을 검토합시다.
  - 배설 실패가 늘어 빨래나 이불 처리가 힘들어졌다.
  - 치료를 해도 몇 번이나 같은 말을 하며 흥분해 가족이 머리로는 이해해도 다정하게 대할 수 없다.
  - 개호에 지쳐 자신이 어떻게 될 것 같다.

- 독거하는 경우

  '생명의 안전을 생각하는 것'이 중요합니다. 방문진료를 하고 과감히 입원을 검토해야 하는 것은 이런 때입니다.
  - 도우미가 식사를 준비해줘도 식사를 찾지 못함
  - 혼자 있을 때 한겨울이나 한여름의 추위·더위에 대한 온도조절이 안될 때
  - 탈수 및 동사 혹은 터무니없는 물건에 불을 붙일 화재의 우려가 생김

플러스 +One 원 | 가족이 쉴 수 있다면 자택생활은 연장된다

시설 입원을 생각할 때 장기입원만을 떠올리기 쉽지만 '단기이용', '체스파이트 입원' 등을 잘 조합하면 자택에서의 생활을 늘릴 수 있습니다. 단기입원 및 체스파이트 입원은 가족이 휴식을 취하거나 가족과의 관계를 회복하기 위해 매우 중요합니다. 일단 거리와 시간을 두고 서로의 소중함을 재확인하면 힘들다고 느꼈던 케어도 피로를 덜 느끼게 되기 때문입니다. 또 소규모 다기능형처럼 유연하게 자택과 입원을 병용하는 시설도 있습니다.

플러스 +One 원 | 환경변화는 부담이 된다

자기 힘으로 이동할 수 있던 좁은 집에서 벽을 짚고 걸을 수 없는 넓은 시설이나 병원에 들어가면 넘어지거나 골절을 당하는 일이 생깁니다. 환경 변화는 부담이 되는 것은 사실이며 이를 케어하는 팀 전원이 공유해야 합니다.

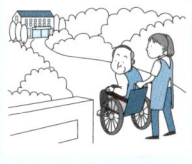

구속하지 않는 케어를 위해

신체구속은 종종 개호 현장에서 문제가 되는 행위 중 하나입니다. 묶지 않으면 치료가 불가능한 목숨에 관계된 경우도 있으나 만성기 의료 현장에서는 구속하지 않는 방법으로 케어할 수 있는 경우도 많습니다.

포인트 신체구속은 존엄성을 해치며 폐용증후군을 초래한다

신체구속은 종종 개호 현장에서 문제가 되는 행위 중 하나입니다. 묶지 않으면 치료가 불가능한 목숨에 관계된 경우도 있으나 만성기 의료 현장에서는 구속하지 않는 방법으로 케어할 수 있는 경우도 많습니다.

자세히 구속하지 않는 케어를 위해

대성회 그룹에서는 구속하지 않는 케어를 계속하도록 고집합니다. '상대방의 마음을 듣고 생각한다', '내가 당해서 싫은 일은 하지 않는다'는 규칙을 지키다 보면 구속하지 않아도 그 사람을 위한 케어가 가능합니다.

- **넘어지기 쉬운 사람이 움직이려다가 넘어짐**
  혼자 움직일 힘이 없는 사람이 자신의 능력을 자각하지 못해 움직이려다가 넘어지거나 떨어지는 일이 생깁니다. 이를 피하기 위해 원래 신체구속이 행해졌습니다.

- **신체구속은 누워 지내는 일로 이어진다**
  신체구속에 의해 심신의 폐용(지금 갖고 있는 능력도 사라지는 것)

이 일어난다는 것을 알았습니다.

장기간 누워서 생활하면 신체 근력이 저하되고 구속되어 있음으로써 의욕과 안도감 등이 저하되어 기운과 식욕이 저하됩니다. 이 때문에 먹는 양이 줄며 점점 더 움직이지 못하게 됩니다. 이윽고 묶을 필요도 없을 만큼 쇠약해지게 됩니다.

● 일단 본인의 의사에 따른다

신체구속은 본인의 희망에 의해 이뤄지지 않습니다. '묶는' 행위의 대부분은 '본인은 움직이고 싶은데 주변에서 움직이길 원하지 않는' 경우에 발생합니다.

그러나 본인이 움직이려 할 때는 반드시 이유가 있습니다. 뇨의나 변의, 공복감, 기분전환 등입니다. 우선 움직이고 싶어하는 이유를 듣고 가능한 본인의 의향에 따라줍시다.

● 병원이나 시설에서 구속하지 않는 방법

최근에는 바닥에서 몇 센티까지 낮출 수 있는 초저상 침대가 시판되고 있습니다. 초저상 침대를 사용하면 침대에서 떨어지는 것을 막기 위해 신체를 구속하는 일을 막을 수 있습니다.

또 낮에는 가능한 침대에서 일어나 일상생활에 참가하고 생활 속에서 심신을 활성화하는 재활훈련을 합니다.

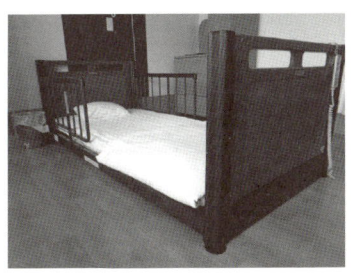

+Care Column 　신체구속은 누구를 위한 것인가?

어떤 때 인지증 환자들은 구속을 당하게 될까요. 그것은 개호하는 쪽에서 봤을 때 불리한 상황일 때입니다. 그런 때 인지증 환자가 걷고 싶어하는 마음을 가로막고, 몸을 묶고, 말로 구속하게 됩니다.

예를 들어 개호자가 바쁜 때 쇠약해져 금방이라도 쓰러질 듯한 사람이 어슬렁대며 돌아다니면 넘어질 위험이 높아집니다. 넘어지면 골절을 당하기도 합니다. 골절을 당하면 상사에게도 가족에게도 혼이 날 거라는 생각에 넘어지지 않도록 걸어 다니지 못하게 의자에 묶어놓거나 '일어나지 마'라고 강한 어조로 움직임을 막으려고 하게 됩니다.

하지만 그게 정말 케어일까요? 묶지 않으면 골절 당해도 된다고는 결코 생각하지 않습니다. 하지만 이런 생각을 하게 됩니다.

"'소중한 사람, 지켜줘야 할 사람'이라고 생각하며 환자를 묶을 수 있을 것인가? '묶어놨을 때 이미 소중한 사람, 지켜줘야 할 사람'이란 마음이 사라진 게 아닐까? 묶어놨을 때 마음은 간호, 개호에 부담감을 주지 않나?"라고.

구속하지 않기 위한 노력은 구속하는 노력보다도 즐거운 것입니다. 그 사람을 생각하며 그 사람이 관심 있어 하는 것, 그 사람이 미소 짓는 것을 생각하며 할 수 있기 때문입니다. 케어를 하는 누구나가 사실은 그 사람의 행복을 바랄 것입니다.

처음부터 '구속하는 편이 편하다'고 생각하는 사람은 없을 테니까요.

자세히 간지러움에 의한 자해행위를 막기 위해서는

간지러움 때문에 마구 긁는 일이 있습니다. 상처가 생기지 않도록 손발을 묶기 전에 잠깐 생각해 봅시다. 질환에 의한 간지럼증, 화끈거림·피부 건조에 의한 간지럼증, 의복 및 고무가 조이는 등 간지러움의 원인을 방치하면 불쾌감이나 스트레스, 혼란 등으로 인해 마구 긁는 경우도 있습니다.

- 가려움증(치료약 복용, 연고 도포)
- 채광·조명·실온·습도 조정
- 침대를 떠나 있는 시간을 늘린다.
- 입욕 등 청결 유지(과도한 비누 사용은 피한다), 보습제 도포
- 관심을 다른 곳으로 돌리거나 다른 화제로 유도한다.

케어 한마디 — 즐거움을 제공하는 방법

팔의 움직임이 활발해 옛날부터 뜨개질을 좋아하는 분입니다. 뜨개질 도구에 언제든 손이 가도록 해 드렸습니다. 그 결과 인공호흡기나 기관지 삽관에서 손을 떼는 효과가 생겨 호흡기나 삽관을 떼어내는 일이 격감하고 표정이 풍부해졌으며 얘기를 하는 등 신체적·정신적으로 활성화됐습니다.

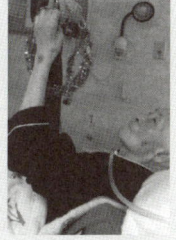

케어 한마디 — 온천에 들어가고 싶다

경구섭취불능 말기, 고통을 동반하는 콧줄 식사 등을 중지해 고통이 줄어든 T씨는 미소와 발화가 늘며 "온천에 가고 싶다"고 호소했습니다. 돌아가시기 전에 시설의 대욕탕에 들어가게 해 드릴 수 있었습니다.

+Care Column 구속하지 않는 케어에서 생기는 것

우리는 군마현에서 가장 오래된 노인보건시설 인지증 전문동을 가진 그룹입니다. 1992년 개설 시에는 인지증 케어 방법 텍스트도, 지금 같은 인지증 약도 없었습니다. 있는 거라고는 인지증 때문에 힘들어 하는 이용자들과 어떻게 대해야 할지 몰라 당황한 케어 스태프들뿐이었습니다.

그런 가운데 우리는 '구속하지 않는 케어'를 만났습니다. 인지증 환자는 자신이 잘 걷지 못해도 그걸 이해하지 못하고 비틀비틀 걸어 다닙니다. 골절 위험도 있기 때문에 당시에는 많은 시설에서 인지증 환자가 억제대란 끈을 사용해 휠체어에 묶여 있었습니다.

하지만 '구속하지 않아도 인지증 환자의 마음을 살피면 케어할 수 있다'는 발상을 접하고 구속하거나 행동을 억제하는 것이 아닌 '뭘 원하는지'를 묻거나 내가 당하면 '싫다'는 일은 하지 않는다는 케어를 실시해 나가며 구속하지 않는 케어가 가능해졌습니다.

구속하지 않는 케어가 만들어낸 것은 많은 이들의 미소였습니다. 환자분과 이용자들이 웃으면 그걸 보고 기쁜 마음에 케어를 하는 쪽도 진심으로 웃게 됩니다. 웃는 저희를 보고 환자들이 또 안심을 하며 농담을 하거나 웃거나 식사를 하게 되고 움직여서 건강해집니다. 이것이 퍼슨센타드케어임을 실감할 수 있는 일이 많아졌습니다.

하지만 이번에는 구속을 하지 않아 넘어지거나 골절을 당하는 사람도 나타나게 됐습니다.

어느 날 열심히 케어를 하던 중 골절사고가 연발했습니다. 야근을 하다 보면 한정된 스태프들이 많은 인지증 환자를 케어해야 합니다.

조심을 하더라도 잠깐 눈을 뗀 사이나 다른 분을 케어하던 중 동시에 누군가가 걷기 시작하다 넘어지기도 합니다.

구속을 하지 않으면 넘어져도 된다는 말은 통하지 않습니다. 어쩌면 "구속을 안 하니 넘어져도 하는 수 없다'는 생각이 있던 게 아닐까?"라며 자신을 탓했습니다.

저는 넘어진 환자와 가족의 마음, 많은 스태프의 마음 등을 생각하면 마음이 찢어질 것 같았지만 '넘어짐, 떨어짐 비상사태 선언'을 내기로 했습니다. 비상사태 선언을 한 날 조례 마지막에 스태프들 모두가 낙담하고 고개를 떨궈 저도 좌절할 것 같았습니다. 고개를 숙인 채 울고 있는 스태프를 보다 입 밖으로 나온 말, 그것이 '모두 그래도 어두운 표정은 거두고' '미소로 고!'였습니다.

인지증 케어는 힘든 일이 아니라 많이 웃고 같이 행복해지는 것, 서로 웃으며 인지증 환자의 힘을 끌어내는 것입니다. 우리는 그걸 체험해 왔습니다. 그걸 잊어서는 안 된다고 생각했습니다.

가정에서도 시설에서도 이게 정답이란 케어는 없습니다.

하지만 인지증 환자도 케어하는 사람도 웃을 수 있는 그런 시간을 만들어가는 것이야말로 매우 중요합니다.

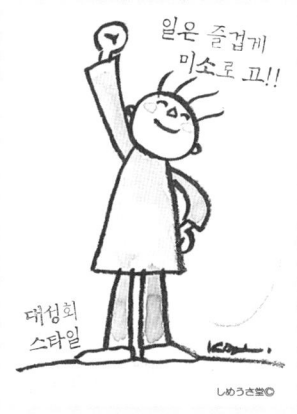

늙고 감퇴할 권리
– 더 나은 이별을 위해

고령의 시대, 어떻게 살다 어떻게 갈 것인가. 소중한 사람의 '마지막 순간'을 계기로 자기 자신의 '죽음'과 마주해 봅시다. 마지막이야말로 Happy하게! 해피엔드 오브 라이프가 우리의 바람입니다.

포인트 그 사람다운 마지막을 생각하며 함께 받아들이자

인간국보 가쓰라 베이쵸 씨가 돌아가셨을 때 제자가 이별의 말 중에 '행복하게 돌아가셨다'고 했습니다. 아드님도 만담의 대가였던 베이쵸 씨의 말수가 점점 줄어가는 모습을 보며 '아름답게 말라가는구나'라고 느꼈다고 합니다.

전후 일본에서는 병원에서 죽음을 맞이하는 것이 일반적이 됐습니다. 병원은 치료를 하는 곳이므로 회복의 가망이 적더라도 의료행위가 이뤄지며 수명을 조금이라도 연장시키는 것이 좋다는 풍조가 생겼습니다. 하지만 많은 사람이 장수하게 된 오늘날 과연 그것이 인간다운 마지막인가란 의문을 느끼는 분위기가 생기며 늙고 쇠약해져 죽음을 맞이하는 생물로서 당연한 과정이라 받아들이는 생각도 확산되고 있습니다.

베이쵸 씨가 평온하게 행복한 마지막을 맞이할 수 있었던 건 본인이 어떤 마지막을 맞이하고 싶은지를 주변에 알렸던 건지는 모르겠습니다만 많은 가족 친지가 베이쵸 씨에게 어울리는 마지막은 어떤 것인지를 생각하며 아름답게 말라가는 과정을 받아들였기 때문일 겁니다.

자세히 말기 간호 케어

● **인지증은 서서히 진행되며 이별이 다가온다**

인지증은 진행성 질환이며 일반적으로 말기에는 걸을 수도 없고 얘기도 못하고 먹지도 못합니다. 위 삽관을 하더라도 영양제를 몸이 받아들이지 못하는 경우도 있습니다. 말기에 이를 때까지 조금이라도 진행을 늦추는 시도나 생활을 풍요롭게 영위하기 위한 노력을 하며 인지증 환자 본인, 가족, 이를 돕는 전문가도 하루하루 싸워 나가야 합니다. 하지만 서서히 진행되어 이별이 가까웠다는 사실을 인정해야만 할 때도 있습니다. 그것이 얼마나 괴로운 일인지는 상상도 못할 정도입니다.

● **이별이 가까웠음을 알았을 때는 가장 섬세한 대응을**

마지막을 맞이할 장소로 병원이나 자택 이외에 시설이란 선택지도 늘었습니다. 시설에서의 말기 간호에 있어 가장 섬세한 대응이 필요한 건 이별이 가까운 단계에 이르렀다고 판단되며 모두가 그 사실을 받아들였을 때입니다.

인지증 말기 및 노쇠는 경과가 느리기 때문에 이따금 상태가 좋아져 식사를 할 수 있는 날이 있거나 말을 잘하는 날이 있거나 일진일퇴입니다. 검사 데이터로는 판단할 수 없는 부분도 있어 가늠이 어려운 경우가 많습니다. 그 중 '말을 안 하고 먹지도 않고 움직이지도 않는(활동적이 아님)' 상태가 서서히 늘어나며 잠만 자는 시간이 길어지는 등, 이별의 순간이 다가왔다고 판단되는 요인이 많아집니다.

판단은 최종적으로는 의사가 내리지만 가장 먼저 변화를 깨닫는 것은 평소 상태를 알고 있는 케어워커나 간호사, 가족이며 모두가 그 변화를 공유해 지켜보는 것이 중요합니다.

● **가족의 얘기를 경청하며 함께 생각한다**

때로 가족 중에는 그 변화를 받아들이지 못하는 경우도 있습니다. 사람은 누구나 언젠가 늙어 죽음을 맞이한다는 걸 머리로는 알아도 막상 자기 가족 일이 되면 '그럴 리 없다', '조금 더 살았으면' 싶은 것이 당연한 마음입니다. 그런 때는 몇 번이고 가만히 얘기를 듣고 가능한 범위에서 시설에 방문을 하시도록 해 케어 상황이나 표정, 몸 상태를 같이 지켜보며 어떤 마지막을 맞이하시기 바라는지 같이 생각해보도록 합니다.

● **곁에 있거나 말을 거는 것도 중요한 케어**

말기 간호 케어를 하는 단계에서는 본인의 반응이 적기 때문에 할 수 있는 일이 적다고 생각하는 가족이나 스태프도 있습니다. 그런 분들께는 곁에 있거나 말을 거는 것도 매우 중요한 케어임을 알립니다.

청각이나 미소는 마지막까지 남는 능력이므로 가끔 이름을 부르면 미소를 보여주거나 눈을 뜨는 등 커뮤니케이션을 할 수 있는 순간이 많기 때문입니다. 그건 케어하는 사람의 마음도 치유해 줍니다.

● **이별을 앞두고 서서히 마음을 정리하기**

건강했던 시절의 이야기에서 어떤 사람이었고, 어떤 마지막을 맞기를 원하는 분인지 힌트를 얻을 수도 있습니다.

본인과 계속 접촉하면서 흔들리는 마음을 다잡아가며 가족도 저희 스태프도 서서히 이별을 앞두고 마음을 정리해가게 됩니다.

소중한 사람의 죽음을 맞이하는 것은 슬프고, 괴롭고, 견디기 힘든 일입니다. 그 마음을 살피며 다가오는 현실을 직시하며 함께 준비함으로써 조금이라도 죽음을 맞는 충격을 덜어 엄숙한 마지막을 연출할 수 있을 거라 생각합니다.

누구나 노화와 쇠퇴에 맞설 권리가 있으며 언젠가는 늙고 약해질 권리를 갖고 있다고 생각합니다.

우리 며느리가 착해

식사, 배설, 이동, 입욕, 생활전반에 개호가 필요하며 인지증도 중도인 F씨. 하지만 늘 생글생글 다정한 미소로 우리에게 큰 힘을 줬습니다. 그런 F씨가 가족 면회를 했습니다. 가족이 돌아간 뒤 케어를 하며 "착한 아드님이네요"라고 하자 웃으면서 "우리 며느리가 착해"라고 한마디 하시더군요. 인지증에 걸려도 이런 말을 하는 시어머니. 이런 말을 듣는 며느리가 과연 몇 명이나 있을까요? 정말 보살 같은 분이란 생각에 그만 우러러봤습니다.

과식

어느 가족의 얘기입니다. "뭐든 보기만 하면 먹으려고 해요. 불단의 공물까지. '불단에 올린 거니까 먹으면 안 된다'고 하면 '알았다'면서 먹어 버리거든요."

+Care Column　인지증 말기의 경관영양은 의학적 효과가 없다

　알츠하이머형 인지증 말기에 누워서만 지내며 음식을 삼키기 어려워지면 구강 케어나 삼키기 재활훈련을 하고 음식의 형태를 바꿔가며 경구섭취를 지속하는 것이 기본입니다. 하지만 결국 삼키지 못하게 됐을 때, 가족은 종종 경관영양을 희망합니다(본인은 의사표시 불가능). 삼키지 못하는 것은 몸이 음식을 원하지 않는다는 신호입니다. 억지로 영양을 주입하면 오히려 몸 상태가 악화되는 경우도 종종 있습니다. 치료가 불가능하고 죽음이 가까운 상태에서는 경관영양을 해도 환자 본인은 고통을 받으며 고통받는 시간도 늘어납니다. 경관영양을 하든 하지 않든 결국 '죽음'은 찾아옵니다. 가족의 마음과는 별개로 의학적으로 경관영양은 무익한 연명입니다.

　일본 후생노동성의 가이드라인은 이러한 상태에 이르렀을 때 가족의 의향이 아닌 본인에게 최선의 치료 방침을 선택할 것을 권장하고 있습니다. 후생노동성 조사에 따르면 인지증 말기에 경관영양을 희망하는 국민은 10퍼센트뿐입니다. 앞으로는 건강한 때부터 '자신의 삶의 방식'을 생각하며 말기에 대해 가족끼리 편하게 얘기하는 의식 개혁이 요구됩니다.

　일본 신경학회의 가이드라인도 인지증 말기의 경관영양은 권장하고 있지 않습니다. 고통을 늘리는 인공영양은 누구를 위한 것인지, 그 경관영양은 정말 필요한지를 생각했을 때 '자연스럽게 죽는 것'을 선택하는 것도 적절한 결단입니다.

　'가족의 죽음'은 아무리 숙고하고 상담해 그 절차를 정한다 해도 '이런 마지막이 옳았던 걸까'라는 생각이 들 겁니다. 그것은 가족의 당연한 마음입니다. 하지만 '죽는 방식은 삶의 방식'. 죽을 때까지의 시간을 얼마나 쾌적하게 살았는가에 주목하고 생의 길이가 아닌 생의 질을 추구하는 시대가 왔습니다.

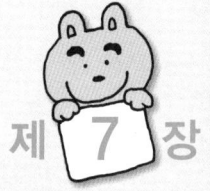

제 7 장

인지증 기초 지식

얼마나 많은 사람이 인지증에 걸리나?

인지증 환자는 전국에 500만 명 가까이 됩니다. 그리고 고령자면 고령자일수록 인지증 환자 비율이 늘어납니다.

포인트 인지증 유병률은 고령자의 약 15퍼센트

2013년에 전국 8개소에서 실시한 조사 결과를 통해 전국 인지증 고령자 수가 462만 명(2012년)으로 추정됐습니다. 이 숫자는 개호보험 인지증 일상생활 자립도Ⅱ 이상부터 추계된 약 300만 명을 큰 폭으로 웃도는 것이었습니다. 지금까지 고령자의 약 10퍼센트가 인지증으로 여겨졌으나 실제로는 고령자의 약 15퍼센트임이 밝혀졌습니다.

인지증 유병률을 연령 계층별로 나타낸 것이 오른쪽 그림입니다. 인지증 유병률은 40대부터 5살 더 살수록 거의 배로 증가하는 경향이 있습니다. 95세 이상에서의 유병률은 거의 80퍼센트로 장수가 인지증의 최대의 원인입니다. 또 경도인지장애(MCI)는 약 400만 명으로 추계됐습니다(2013년 발표).

향후 2025년에는 고령자 중 인지증 유병률이 현재의 약 15퍼센트에서 약 20퍼센트로 증가하며 인지증 환자의 수는 약 700만 명에 이를 것이라고 필자는 추측합니다. 남녀 차를 보면 같은 연령층에서 여성의 유병률이 조금 높습니다.

이 전국 조사에서는 알츠하이머형 인지증이 67.6퍼센트를 차지했으며 혈관성이 19.5퍼센트, 레비소체형(인지증을 동반하는 파킨슨병을 포함) 4.3퍼센트, 전두측두형 1퍼센트였습니다.

기타큐슈에서 오랜 기간에 걸쳐 실시된 역학 조사인 히사야마쵸 연구에서도 인지증 유병률이 17.9퍼센트(2012년)란 숫자를 보였습니다. 히사야마쵸의 1985년 유병률은 6.7퍼센트였는데 27년간 2.7배로 증가한 것입니다.

⊙ 연령단계별 인지증 유병률(2013년 6월 발표)

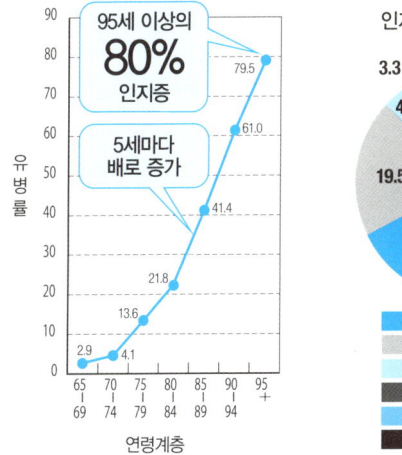

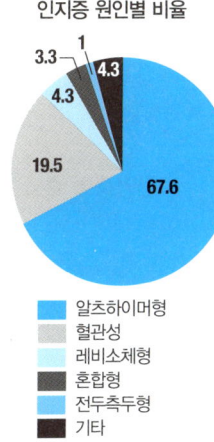

자세히 인지증은 유전되는가

유전된다는 것이 분명한 가족성 인지증(우성유전으로 자녀의 50퍼센트가 발병)은 전체의 몇 퍼센트로 대부분의 인지증은 유전성이 아닙니다. 단 인지증의 위험성을 높이는 유전자가 있습니다. 대표적으로는 아포리포 단백질E 유전자가 있으며 4형을 한쪽 부모에게서 물려받으면 발병 위험성이 약 3배로, 양쪽에게서 물려받으면 약 10배로 높아집니다(확실히 걸리는 것은 아니며 양쪽에서 4형을 물려받을 확률은 1퍼센트 정도입니다).

> **조기발현인지증**
> 65세 미만의 인지증을 조기발현인지증이라고 합니다. 조기발현인지증 환자는 전국에 4만 명 정도이며 인지증 전체의 1퍼센트에 불과합니다. 40대의 인지증은 뇌출혈 및 두부외상 등이 고령자에 비해 많은 비율을 차지합니다(→ P.188).

 알츠하이머형 인지증

알츠하이머형 인지증은 뇌에 특정한 단백질이 축적되는 알츠하이머병에 의해 유발됩니다.

포인트 건망증이 주요 증상

알츠하이머병은 알츠하이머형 인지증 발병 20~30년 전부터 뇌에 β아밀로이드라는 단백질의 이상축적(노인반)을 유발하고 타우 단백질의 과인산화, 염증 반응, 산화적 손상에 의한 뇌세포 손상이 발생합니다(신경원섬유 변화).

인지증에 걸리기 전 5년 정도는 건망증이 주요 증상인 '알츠하이머병에 의한 MCI' 시기로, 인지증이 발병한 뒤를 알츠하이머형 인지증이라고 합니다. 알츠하이머병은 ① 무증상 → ② MCI → ③ 인지증으로 진행됩니다.

최대 위험 요인은 노화이며 운동부족 및 당뇨병, 서양식 식생활 등도 위험 요소가 됩니다.

⊙ 알츠하이머병 경과와 조기 진단

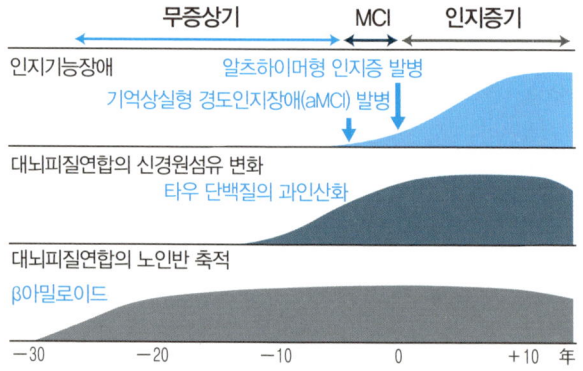

야마구치 하루야스 『인지증의 올바른 이해와 포괄적 의료·케어 포인트
유쾌한 뇌활성화 리허빌리테이션으로 진행을 막자 제2판』(협동의료출판사, 2010년)

자세히 증상과 경과

❶ 건망증

건망증은 초기증상이자 주요증상입니다. 주로 사건을 기억하지 못하는데 몇 분~몇 달 전의 일을 기억하지 못합니다.

알츠하이머형 인지증에 걸리기 전의 일은 기억에 남아 있지만 진행에 따라 가까운 기억부터 사라지며 과거를 살고 있는 것처럼 보입니다. 사건의 기억이 사라진다는 것은 '인생의 시간 축이 사라진다'는 것을 의미합니다. 인간은 지금까지의 경험을 통해 자신을 확립하는데 그 기반이 무너져 불안·자신감 상실 상태가 됩니다.

❷ 일상생활장애

진행과 함께 주의력이 저하되어 운전이 위험해지고 순서에 맞춰 요리를 못 하거나 본 걸 바르게 인식하지 못하고 수세식 화장실 사용법을 잊는 등의 생활장애가 더해집니다.

❸ 대인관계장애

개호를 거부하고 타인의 마음을 헤아리지 못하는 등의 증상이 생깁니다. 자기방어를 위해 물건을 숨겨놓고 도둑맞았다는 망상도 종종 하게 됩니다.

❹ 신체기능 저하

더욱 진행되면 신체기능이 저하되어 보행불능이 되거나 언어기능도 저하되어 실어상태가 됩니다. 10~15년 뒤에는 삼키는 것도 어려워져 죽음을 맞이합니다(→ P.28).

• 약물 치료

아세틸콜린을 늘리는 약제 3제(도네페질, 갈란타민, 리바스티그민)는 활력을 늘려주지만 흥분성 BPSD를 악화시킬 가능성이 있습니다. 메만틴은 안정을 찾게 해 주는 작용이 있으나 상용량으로는 활동성이 저하되어 꾸벅꾸벅 조는 경우도 있으므로 주의가 필요합니다.

레비소체형 인지증

레비소체형 인지증은 α시누클레인(루이소체의 구성성분)이란 단백질이 뇌뿐만 아니라 말초신경 등을 포함해 광범위하게 이상 침착됩니다. 이 단백질이 신경세포 속에서 구상으로 축적된 구조물의 발견자인 Lewy박사의 이름이 붙었습니다.

포인트 환시, 파킨슨 증상 등 다양한 증상

특징은 뇌 전체뿐만 아니라 말초 자율신경계(장이나 심장 등의 움직임을 조절하는 말초신경)까지 이 단백질이 침착되어 인지 능력 장애의 변동이나 환시, 파킨슨 증상, 변비 및 현기증 등을 포함한 다양한 증상을 유발한다는 것입니다.

자세히 증상과 경과

처음 발견되는 것은 ① REM수면행동장애로 한밤중에 꿈을 꾸고 (REM수면중) "도망쳐"라고 큰소리를 내거나 발차기를 하는 등의 동작을 보이는 증상입니다. 인지증이 발병하기 몇 년 전부터 출현하는 경우가 많습니다. 비교적 조기부터 ② 우울상태 ③ 후각 둔화도 나타납니다.

인지증 증상으로는 ④ 사실적인 환시가 특징이며 본을 뿌리치거나 도망치는 등의 행동을 동반합니다. ⑤ 같이 사는 가족을 다른 사람으로 오인하거나 ⑥ 누군가가 집안에 와 있다는 환상의 동거인도 특징적입니다. 알츠하이머형 인지증만큼은 아니나 기억장애도 동반합니다. ⑦ 손발의 움직임이 둔해지고 굳어가는 파킨슨증상은 인지 증상에 선행하는 경우도 있으며 늦은 경우도 있습니다. ⑧ 자율신경

증상으로 기립성 저혈압(현기증), 혈압 변동, 실신, 변비가 높은 확률로 나타납니다.

⑨ 넘어짐은 알츠하이머형 인지증에 비해 10배 많다고 알려졌으며 실신 등 갑자기 쓰러지므로 주의해도 다 막기 어렵습니다.

개선·악화를 오가며 서서히 진행되며 누워만 있는 상태를 거쳐 대개 10년 이내에 사망합니다. 연하장애가 쉽게 나타나며 알츠하이머형 인지증보다 모든 경과가 짧다고 알려져 있습니다.

● 치료

2014년에 보험적용이 된 도네페질은 환시 및 인지장애에 대해 효과적입니다. 파킨슨 증상에 대해서는 도파민을 늘리는 파킨슨병 치료약이 사용되나 과용하면 환시를 악화시킵니다.

레비소체형 인지증은 약제과민성이 특징이므로 약제는 소량으로 시작해 천천히 증감해가며 조절하는 것이 중요합니다.

⊙ 레비소체형 인지증 환자의 어려움

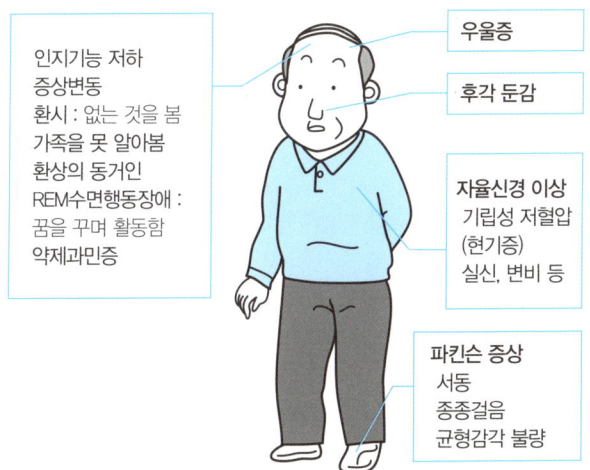

혈관성 인지증

뇌경색(혈류가 저하되면서 신경세포가 죽음) 및 뇌출혈(동맥 혈관벽이 찢어져 혈액이 분출, 주변이 파괴됨) 등의 원인으로 유발되는 인지증입니다.

포인트 대뇌백질의 연락망이 망가져 서서히 진행

뇌경색·출혈을 반복하며 단계적으로 악화되는 예는 일부입니다. 대부분은 대뇌백질(뇌의 깊은 부분으로 신경세포 돌기가 도는 이른바 연락망이 있는 부위)의 혈류가 광범위하게 저하되어 연락망이 움직이지 않으면서 발생합니다. 이 때문에 알츠하이머형 인지증과 마찬가지로 서서히 진행되는 경우가 많습니다.

부정맥이나 당뇨병, 고혈압 등 뇌경색을 쉽게 유발하는 위험 인자를 철저하게 관리함으로써 예방이 가능합니다.

자세히 증상과 경과

대뇌백질의 연락망이 망가지면 인지 속도가 느려집니다. 언어 이해뿐만 아니라 대답에도 시간이 걸리며 말하는 속도도 느려집니다. 무관심, 즉 자발성(의욕)이 결여된 상태 및 비관적인 우울 상태도 유발되기 쉬워집니다.

파킨슨 증상이 발생하면 보행 속도가 느려지고 균형감각도 나빠져 넘어지기 쉬워집니다.

비교적 조기부터 말이 어눌해지고 삼키기(연하)에 시간이 걸리는 증상이 동반되기 쉽습니다.

알츠하이머형 인지증은 밝고 말이 많으며 즉시 답하고 신체 움직임이 좋다는 인상인데 반해 혈관성 인지증은 어둡고 과묵하고 반응에 시간이 걸리고 움직임이 둔한 반대 인상입니다.

경과는 뇌의 동맥경화가 서서히 진행되는 것과 노화에 따라 알츠하이머병의 변화가 더해지는 경우가 많아 서서히 진행되는 경우가 많으므로 치료를 통한 개선 사례도 있습니다. 병을 예방하는 생활 습관 개선도 효과적입니다(→ P.116).

● **치료**

이미 발생한 뇌경색은 원래대로 회복되지 않으므로 재발예방으로 항혈소판제(혈소판 응집억제 작용으로 혈액을 잘 굳지 않게 만드는 약) 및 뇌순환개선제(뇌혈류를 늘리는 약)를 씁니다. 운동장애를 동반하는 경우가 많으므로 폐용방지를 위한 생활지도 및 재활훈련이 중요합니다. 제대로 치료하면 인지기능 개선·유지도 불가능은 아닙니다.

◉ 혈관성 인지증 환자의 어려움

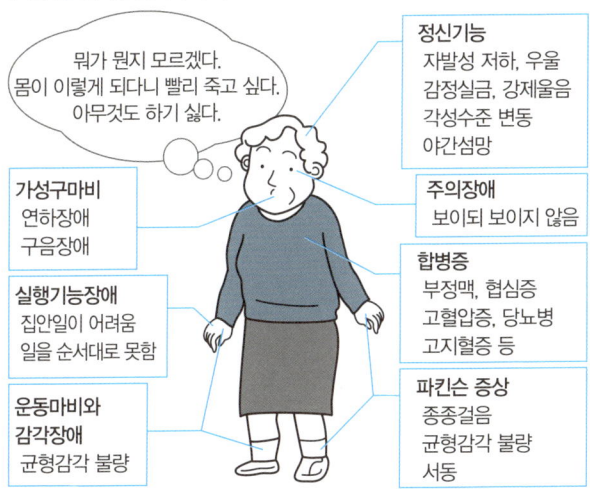

63 전두측두형 인지증

100년도 더 전에 Pick의사가 전두엽과 측두엽이 국소적으로 위축된다는 것을 발견해 픽병이라고 불리게 됐습니다.

포인트 전두엽과 측두엽이 위축됨

전두엽이 위축되면 독특한 행동장애(참지 못하고 금방 화내는 등 전두엽 특징)를 보여 행동장애형 전두측두형 인지증이라 불립니다. 한편 측두엽이 위축되는 타입은 물품의 이름을 대지 못하는 것이 특징적인 의미성 인지증입니다.

자세히 증상과 경과

❶ 행동장애형 전두측두형 인지증의 증상

전두엽에 장애가 생기면 인간다움을 상실하고 야성적·유아적으로 변합니다. 참을성이 없어지고 금방 화내며 가만히 있지 못하고 같은 행동을 몇 번이고 반복하고(같은 경로를 몇 번이나 도는 주회 등) 자신만의 규칙을 만들어 시각표처럼 규칙대로 생활하는(시각표시적 생활) 등의 개호가 매우 힘든 증상이 출현합니다.

한편 기억력은 비교적 유지됩니다.

자신이 병에 걸렸다는 인식이 없고 타인의 마음을 이해하거나 공감하지 못해 사회 규칙을 지키지 못합니다.

❷ 의미성 인지증의 증상

흔한 일용품의 이름을 모르게 됩니다. 예를 들면 "가방 좀 줘"라고 부탁을 받아도 "가방이 뭐야?"라고 반문합니다. 가방이라는 물건의 '이름'과 '개념(가방이란 무엇인가)'이 연결되지 않는 것입니다.

얼굴을 봐도 누구인지 모르는 경우도 많습니다. 진행되면 시각표적 생활 등 ①의 전두엽 증상도 더해집니다.

◉ 행동장애형 전두측두형 인지증 체크리스트

① 최근 기호에 변화가 있거나 단 걸 좋아하게 됨
② 예전보다 쉽게 화가 남
③ 같은 경로를 빙글빙글 돌아다니는 때가 있음
④ 참지 못하고 사소한 일로 격앙됨
⑤ 사소한 일로 갑자기 화를 냄
⑥ 고집을 부리거나 혹은 사재기를 함
⑦ 정해진 시간에 정해진 일을 하지 않으면 못 견딤
⑧ 기분이 금방 쉽게 바뀜
⑨ 가게에서 물건을 가져가는(절도) 등의 반사회적 행동을 함
⑩ 가만히 있지 못함

❸ **경과**
두 타입 모두 서서히 진행되며 과활동 상태에서 점점 활동성이 줄어들며 마지막에는 누워지내다 죽음을 맞이합니다.

● **치료**
진행을 늦추는 약제는 없으므로 개호하기 힘든 증상을 진정시키는 약제가 중심입니다. 메만틴 및 억간산이 이노성 등에 효과적입니다.
되도록 적절한 개호로 평온하게 생활할 수 있도록 노력하는 것이 중요하나 피치 못할 경우에는 정신과 약(항정신병약)으로 진정시킵니다. 대신 약 때문에 신체 움직임이나 삼키기가 나빠지므로 어느 쪽이 유효한지를 판단해 약을 사용하십시오. 정말 약의 반대는 리스크(위험)입니다.
도네페질 등 알츠하이머형 인지증 치료약이 잘못 처방되면 과활동 및 폭언폭력 등이 격화됩니다.

경도인지장애(MCI)

정상과 인지증의 중간 상태를 경도인지장애(Mild Cognitive Impairment : MCI)라고 합니다.

> **포인트** 온전하진 못하나 혼자 살 수 있는 상태

기억 등의 인지기능이 저하되기 시작해 온전하지는 않지만 도움 없이 독거생활을 영위할 만한 일상생활 관리 능력이 유지되므로 인지증도 아닌 상태가 MCI입니다. MCI에서는 연간 10퍼센트 정도, 5년간 절반 정도가 인지증으로 진행되므로 인지증 예비군으로 규정됩니다. 하지만 MCI상태에 머물거나 정상으로 돌아가는 사람도 있습니다. MCI는 반드시 인지증 예비군은 아닙니다.

① 예전에 비해 기억 등 어떤 인지기능이 현저히 저하됨 ② 하지만 일상생활 관리 능력은 유지되며 지장이 없음 ③ 즉 인지증이 아님 등의 조건을 충족하면 MCI입니다.

⊙ MCI

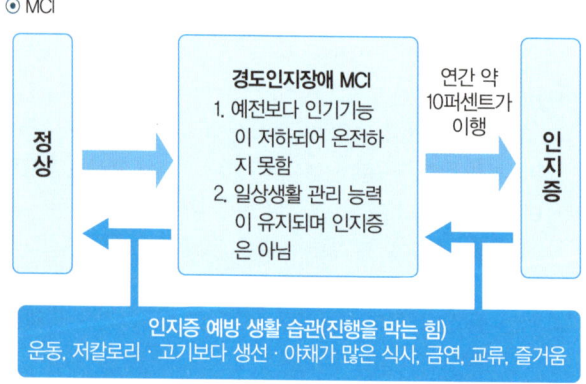

자세히 MCI의 검사와 치료

● MCI의 검사방법

　MMSE(미니멘탈스테이트검사) 및 HDS-R(하세가와식 간이지능평가 스케일) 같은 전반적 인지기능 검사로는 MCI인지 아닌지 판명하기 어려우나 MMSE로 24~27점, HDS-R로 21~25점 정도가 MCI의 득점 기준입니다.

　기억장애가 주요 증상인 경우는 기억에 특화된 테스트를 실시합니다. 긴 문장을 물어보고 외우게 한 뒤 직후와 30분 후에 어느 정도 기억하는지를 보고 기억력을 판정합니다.

　이렇게 건망증이 주요 증상인 MCI를 진단합니다. 건망증이 주요 증상이면 알츠하이머형 인지증으로 진행될 가능성이 큽니다. 기억장애 이외 인지영역 장애가 두드러지는 MCI도 있으며 이 경우는 알츠하이머형 인지증 이외의 인지증으로 진행됩니다.

● MCI를 치료하려면

　MCI에 효과적인 치료약은 없으나 알츠하이머형 인지증 초기로 진단되면 아세틸콜린을 늘리는 약이 진행을 늦춰줄 가능성이 있습니다(에비던스는 없습니다).

　또 MRI 등의 검사로 뇌혈류 저하부위가 발견되면 뇌혈류를 늘리는 약제 및 뇌경색을 예방하는 약제로 인지증으로 진행되는 것을 막을 수 있는 가능성이 있습니다.

　인지증 진행 예방에는 생활 습관을 바꾸는 것이 효과적입니다. 인지증으로의 이행을 늦추는 것이 기대됩니다. 활동(신체활동) 및 적절한 식사, 금연, 사람과의 교류 등이 중요합니다(→ P.116).

65 인지증 치료약

인지증 약은 인지증 자체의 진행을 억제하는 알츠하이머형 인지증 치료약과 치매의 행동·심리증상(BPSD) 개선을 목적으로 하는 약(항정신약, 항우울약, 수면약, 한약 등)으로 나뉩니다.

> **포인트** 현재 사용 가능한 치료약은 4종류

알츠하이머형 인지증 치료약은 도네페질, 갈란타민, 리바스티그민, 메만틴 4종류입니다.

◉ 알츠하이머형 인지증 치료약과 제형 ※( )안은 상품명

도네페질(아리셉트)	
정제·D정	드라이시럽·세립

갈란타민(레미닐)		메만틴(에빅사)
정제·OD정	액제	정제·OD정

리바스티그민(엑셀로캡슐·엑셀론 패치)
패치(부착)제

자세히 알츠하이머형 인지증 치료약

● **도네페질, 갈란타민, 리바스티그민**

아세틸콜린을 늘리기 위한 약입니다. 아세틸콜린은 학습 및 기억 등의 인지기능에 관여하는 신경 전달물질로 각 기능을 활발히 하는 방향으로 작용합니다.

⊙ 아세틸콜린의 작용

줄여줌	늘려줌
혈관 수축(혈압 상승)	혈관 확장(혈압 저하)
심박수 증가(빈맥)	심박수 감소(서맥)
소화관 기능 저하 (변비, 식욕 저하)	소화관 기능 항진 (설사, 구토, 식욕저하)
의욕 저하	흥분

• **주요 부작용**

약을 복용하기 시작해 아세틸콜린의 양이 급증하면 구토 및 설사 등의 소화기증상 및 식욕저하, 서맥 등의 부작용이 쉽게 발생합니다. 원칙적으로 어느 약이든 부작용을 피하기 위해 소량으로 복용을 시작해 양을 늘려갑니다.

● **메만틴**

기억 및 학습과 관련된 흥분성 신경전달물질 글루타민산의 과다한 움직임을 억제해 신경세포의 죽음을 막습니다.

• **주요 부작용**

공중에 뜬 느낌이 드는 부동성 현기증, 졸음, 두통, 혈압상승, 변비, 식욕부진 등이 있습니다.

● **상황에 맞춰 약 형태를 선택**

같은 약이라도 다양한 제형(모양)이 있으므로 자신에게 맞는 제형을 선택할 수 있습니다.

• **OD정 및 D정**

물이 없어도 먹을 수 있으므로 정제와 비교해 편리합니다.

• **액제 및 드라이시럽**

그대로 먹어도 되고 물에 녹여 먹어도 됩니다.

• **패치(부착)형**

약을 못 먹는 사람이나 먹기 싫어하는 사람에게 적합하나 피부가 약한 분은 두드러기에 주의하십시오. 보습제를 충분히 바른 뒤 부착하고 뗄 때는 염증을 억제하는 약을 바르는 등 스킨케어가 중요합니다(→ P.93).

복제약(후발 업체 제조)은 저렴하지만 제약회사에 따라 맛이 다르거나 쓴맛이 강하게 느껴지는 경우가 있습니다.

플러스 +One 원 | 아세틸콜린의 움직임을 억제하는 약(항콜린 작용)

시판되는 감기약, 위장약, 비염약에도 항콜린 작용(섬망을 유발하거나 인지기능을 저하시키는 작용)을 나타내는 성분이 포함되어 있는 경우가 있으므로 구입 시에는 약사에게 상담하십시오.

플러스 +One 원 | BPSD 약물

이노성 등의 흥분성 BPSD에 대해서는 메만틴이 효과적인 경우가 있습니다. 중도 BPSD로 인해 개호가 어려운 경우 및 자해 및 폭력의 위험이 있는 경우는 항정신병약(쿠에타핀 및 리스페리돈 등)이 투여됩니다(연용 주의).

+Care Column　Happy end of life care

우리가 목표로 하는 end of life care는 'Happy end of life care'입니다. 인생의 만년을 인생 중 가장 Happy하게 보낼 수 있는 서포트가 중요합니다. 심볼마크인 '마지막이 좋으면 다 좋은 나무'에는 우리의 케어로 '마지막이야말로 행복했다', '말년을 여기서 보내길 잘했다'는 마음을 가지신 환자분들께 이 세상을 살다간 증표로 한 장 한 장 잎이 되어 우리를 계속 지켜봐 달라는 마음이 담겨 있습니다.

대성회 그룹의 시설 및 병원에서 마지막을 맞이한 환자분의 가족이 이곳에서 돌아가셔서 다행이라고 느꼈을 때, 잎에 이니셜을 넣어 붙이도록 하고 있습니다.

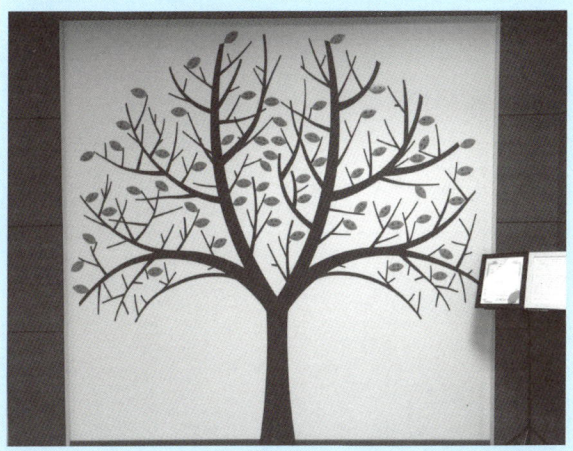

⊙ 대성회 우치다 병원 현관 정문 벽에 있는 'Happy end of life care 마지막이 좋으면 다 좋은 나무' 나날이 성장 중

부록

○ 인지증 초기증상 11 항목 질문표 본인용

	본인 기입

질문표

기입일 :　　　　년　　　　월　　　　일

성명　　　　　　　　　　ID:

기입 방법　　본인 기입 · 청취 대필

최근 자신의 한 달간의 상태를 생각해 보고 해당되는 데 ○하십시오(단, 통증 등 신체적인 원인이 있을 경우는 제외합니다).

	같은 이야기를 몇 번씩 하거나 물어봄
	사건의 전후 관계를 이해하지 못하게 됨
	복장 등 주변을 잘 간수하지 못하게 됨
	수도꼭지나 문을 잠그는 걸 잊거나 뒷정리를 잘 못하게 됨
	동시에 2가지 작업을 하면 하나를 잊어버림
	약을 관리하며 제때 복용하지 못하게 됨
	전에는 척척 해내던 집안일이나 작업을 어려워하게 됨
	계획을 세우지 못하게 됨
	복잡한 이야기를 이해하지 못함
	관심사가 적어지고 의욕이 사라지며 취미활동 등을 그만둠
	예전보다 자주 화를 내고 의심이 많아짐
	합계 항목 수

○ 인지증 초기증상 11 항목 질문표 가족용

개호자 기입

인지증 초기증상 11 질문표

기입일 :　　　　　년　　　　월　　　　일

환자분 성명	ID:
기입자 성명	ID:

기입 방법　가족 등에게서 청취 대필

최근 한 달간의 상태를 생각해 보고 평소 생활에 미루어 판단했을 때 해당되는 데 ○하십시오(단, 통증 등 신체적인 원인이 있을 경우는 제외합니다).

	같은 이야기를 몇 번씩 하거나 물어봄
	사건의 전후 관계를 이해하지 못하게 됨
	복장 등 주변을 잘 간수하지 못하게 됨
	수도꼭지나 문을 잠그는 걸 잊거나 뒷정리를 잘 못하게 됨
	동시에 2가지 작업을 하면 하나를 잊어버림
	약을 관리하며 제때 복용하지 못하게 됨
	전에는 척척 해내던 집안일이나 작업을 어려워하게 됨
	계획을 세우지 못하게 됨
	복잡한 이야기를 이해하지 못함
	관심사가 적어지고 의욕이 사라지며 취미활동 등을 그만둠
	예전보다 자주 화를 내고 의심이 많아짐
	인지증 초기증상 11 질문표 합계 항목 수

다음 2항목도 해당되면 ○하십시오.

	피해망상(돈을 도둑맞았다는 등)이 있습니까?
	환각(없는 걸 본다는 등)이 있습니까?

후기

본서는 대성회 인지증 서포트팀의 다분야 전문가들이 즐겁게 의견을 교환하며 구성에 참가해 원고를 완성했습니다. 가정에서도, 시설에서도 '인지증 환자와 그 가족 및 개호자가 웃으면서 함께 시간을 보내는 것'이야말로 우리의 바람입니다. 각자의 뜨거운 마음을 느껴 주십시오.

모 병원에서 인지증 남성 환자가 간호사실 서랍을 뒤지다가 간호사한테 들켜 '도둑' 취급을 받았습니다. 부인이 "남편은 휠체어를 고칠 수리도구를 찾고 있었다. 훔치려고 한 게 아니다. 남편의 마음을 알고 케어해달라"고 부탁했으나 간호사는 "왜 이렇게 시끄럽게 구냐"고 했습니다. 우리는 이런 병원이 조금이라도 줄어들기를 바라며 펜을 들었습니다. 또 가정에서도 적절한 케어와 치료를 통해 인지증이라도 평온한 자택생활을 지속 가능하다는 것을 전하고 싶습니다.

(의사 : 야마구치)

"인지증에는 걸리기 싫다", "인지증에 걸릴 바에야 살고 싶지 않다는" 말을 자주 듣습니다. 그건 아직 '인지증에 걸려도 안심하고 살 수 있는 사회'가 되지 않았기 때문입니다. 인지증에 걸려도 위험 없이 안심하고 사회에 참가하며 적절한 의료와 케어를 받을 수 있도록 다양한 직종 및 지역 사람들이 참가해 대성회 인지증 서포트팀은 노력하고 있습니다. 이상을 이상으로 끝내지 않으려는 우리의 꾸준한 노력과 인지증과 함께 살아가는 비결을 같은 뜻을 지닌 사람들과 하루하루 어려움에 맞서는 인지증 환자 본인·가족에게 알리기 위해 이 책을 만들었습니다.

(간호사 : 도야)

입원하신 분들이 갖고 계신 약을 조사하면 약을 제대로 안 먹고 있는 경우가 종종 있습니다. 쌓일 대로 쌓인 1년치가 떡! 하니 나올 때도 있죠. 인지증에 걸리면 약 관리가 힘들어지는데 의사나 개호자와 정보를 공유하며 그 사람에게 가장 적절한 제형(정제, 분말, 젤리 등)이나 복용 방법을 제안해 바르게 복용할 수 있기를 바랍니다.

(약사 : 다니카와)

  인지증이 있어도 내가 모르는 걸 많이 알고 굉장한 기술을 보유하고 계신 분들이 있단 걸 알았습니다. 또 평소 대화 속에서 노년을 사는 어려움과 고난도 배웠습니다. 인지증이 있든 없든 다양한 인생 경험을 갖고 고민하며 살아가는 것을 느낍니다. 이 책을 통해 인지증의 이해가 높아져 인지증이 '있다', '없다'를 의식하지 않는(진정한 리허빌리테이션) 사회로 다가가길 희망합니다.

(이학요법사 : 야마가미)

  인지증 환자와 함께 생활해간다는 것은, 케어하는 가족이나 직원들도 물론 힘들고 고민스럽겠지만 본인도 사실 많이 곤혹스럽고 힘듭니다. 난감한 행동에는 어떤 배경이나 이유가 있습니다. 본인의 마음을 알면 대응이 달라질 수 있고 쉬워지기도 합니다. 잘할 수 있는 일이 늘어나면 사람과의 관계가 즐거워집니다. 이 책은 다양한 테크닉을 소개하고 고민을 해결하며 미소와 기운을 되찾는 마법의 책이 될 것입니다.

(이학요법사 : 야스하라)

  그이가 인지증이란 진단을 받고 절망했다. 절망한 시점에서 본 세상의 불안과 혼란에 신음하는 인지증 환자와 그 곁에서 무력감과 분노에 사로잡힌 분들. 그런 분들께 이 책을 권해 드립니다. 이 한 권은 그 절망 속의 한 줄기 빛이 될 거라고 믿습니다. 한 줄기 빛을 통해 본 세상에는 의외로 많은 희망과 가능성이 보일 겁니다. 희망과 가능성을 담은 케어로 인지증 환자도 당신도 분명 웃을 수 있을 거라 믿습니다. 여러분께 이 바람이 전해지길 바랍니다.

(임상심리사 : 오나카)

자신의 인생에서 '앞으로'를 생각할 때 소중한 사람이 인지증에 걸릴지도 모른다는 걸 대체 몇 명이 상상할 수 있을까요. 자신을 지켜줘 온 부모님이, 혹은 인생을 함께 걸어온 소중한 파트너. 눈앞에 닥친 현실에 '왜 나만 이런 일을 당해야 하느냐'는 마음이 들 때 이 책을 읽어보면 같은 마음을 갖고 있는 사람, 당신을 응원하는 사람, 빛을 향해 이끌어주는 사람을 만날 수 있습니다. 그리고 당신의 인생이 어떤 때든 '의미가 있다'고 느낄 수 있기를 바랍니다.

(사회복지사 : 호시노)

열심히 해도 잘 안 될 때는 '인지증 케어는 보답받지 못하는 게 아닐까'란 생각이 들 때도 있습니다. 그래도 우리를 일으켜주는 건 눈앞의 인지증 환자분들입니다. 지금 '힘들다'고 느끼고 계실 인지증 환자와 함께인 분들께 이 책을 꼭 권해 드리고 싶습니다. 우리는 누구나가 웃을 수 있는 케어법을 찾아왔습니다. '어떻게 하고 싶어?' 하고 원하는 걸 물어보고, '싫다'는 행동은 하지 않습니다.

이 간단한 두 가지 규칙을 바탕으로 즐거운 인지증 케어를 수없이 만들어왔습니다. 이 책에 담긴 것은 '인지증 케어는 힘들지 않아, 웃어보자'란 우리의 '미소로 고!'의 마음입니다. 부디 읽어보시고 조금이라도 당신이 웃을 수 있다면 좋겠습니다. 사랑을 담아 보냅니다. '미소로 고!'

(의사 : 다나카)

'만약 인지증에 걸려도 마지막까지 사람답게 존엄을 지키며 살고 싶다' 이것은 우리 모두가 바라는 것입니다. 하지만 '정말 가능할까?' 좀처럼 어려운 것이 현실입니다. 그래서 '개호하는 사람도 받는 사람도 일상을 즐기며 인지증과 함께 살아가기' 위한 지식과 접근법 노하우를 누구나 알 수 있고 할 수 있도록 정리해야겠다고 생각했습니다. 어깨가 움츠러들 때도 앞을 향해 기운차게 나아가게 돕는 책이 된다면 최고일 겁니다.

(편집 : 사토, 구보타)

끝으로 본서를 구상하는 단계부터 원고 체크까지 대성회 그룹 스태프들의 많은 의견을 받았습니다. 이 자리를 빌려 감사드립니다.

미소로 고!

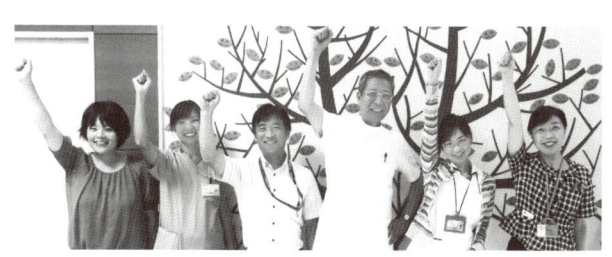

색인 (ㄱ, ㄴ, ㄷ 한글 순 / ABCD 순)

영문·기호
5가지욕구 ·· 27
ADL ··· 56
BADL ··· 56
BDNF ··· 117
BPSD ·· 16, 122
BPSD예방 ·· 17, 124
BPSD평가 ··· 53
FAST ··· 28
GPS ·· 154
Happy end of life care ··· 243
IADL ·· 56
MCI ·· 238
PDCA사이클 ·· 51
α시누클레인 ·· 232
β단백 ·· 230

가 행
가란타민 ··· 241
가족교류회 ·· 187
간호 케어 ·· 223
개호보험 서비스 ·· 176
개호부담 ··· 208
개호서비스 거부 ·· 23
거식 ···111
견당식장애 ·· 64
경관영양 ··· 226
경도 인지장애 ··· 238
고령자 유동식 ··113
공동적 태도 ·· 208
과식 ···111
구강케어 ···114
구속하지않는케어 ·· 18, 216, 220
귀가 희망 ·· 129, 152
글루타민산 ·· 241
금전 관리 ·· 86
기본적인 생활동작 ··· 56

나 행
내러티브 스페이스 ··· 49
넘어짐 ··· 78
농변 ·· 72
뇌활성화 리허빌리테이션의 5원칙 ·· 40
대성회 스타일 ··· 18

| 도네페질 | 241 |
| 동성개호 | 163 |

라 · 와 행
레비소체형 인지증	232
레스파이트	215
리바스티그민	241
리얼리티 오리엔테이션	65

마 행
마을조성	19
망상	126, 208
메만틴	241
메타볼릭	117
목욕	105
몸가짐	98
무기력증	138
무단외출	150
미끄러짐	84
미소	44
미소로 고!	18
배리어식	85
배설	70
배회	150
밸리데이션	36
병식저하	22
부착약	93
불안	143
빈뇨	68, 73

사 행
사회참가	88
상동행동	155
상야등	84
생활리듬	64
생활장애	59
석양증후군	152
섬망	182
성년후견제도	196
성적일탈행동	162
세련됨	99
센서매트	81
쇼트 스테이	178
수단적일상생활동작	56
수면장애	67
수집	164

| 식사 | 110 |
| 신체구속 | 216 |

아 행
아세틸콜린	241
알츠하이머형 인지증	230
애착, 유대감	27

야 행
약	92
약 수첩	97
엔파워먼트	212
역할	42, 202

영문·기호
오렌지카페	186
옷 갈아입기	101
우울증	136
운전경력증명증	195
운전면허	192
위마니튀드	39
응용행동분석학	61
의미성인지증	236
의욕	40
이노성	23
이발	98
이식	113
인지증 예방	116
인지증 유병률	228
인지증질환의료센터	173
인지증 초기 증상 11항목 질문표	14, 24, 179, 244
인지증초기집중지원팀	172, 175
인지증 치료약	240
인지증 카페	186
인지증케어매핑	53
인지증 환자의 좋은 상태와 좋지 않은 상태 지표	52
인지증연계패스	185
인지증을 배려하는 지역 만들기 네트워크	154, 204
인지증의 정의	15
일상생활 동작	56
일상생활 자립지원 사업	198
일탈행동	158
일포화	95
일하는 것	27
입욕	105
입욕사고	108

자기효력감	45, 212
자세	139
자아정체성	27
자존심	90
재택개호지원센터	172
전두측두형 인지증	144, 155, 236
전문의	179
조기발현인지증	188, 229
조기발현인지증 가족회	190
조기발현인지증 콜 센터	190
존엄	60
지역 포괄 지원센터	172, 174
지역 포괄 케어 시스템	200
지팡이	75
진료 거부	22
착시	132
출장미용실	100
칭찬	42
커뮤니케이션 비법	30
케어플랜	50
쾌자극	42

타 행

타우단백	230
탈수	115
파스널스페이스	33
파슨센타드케어	149
편안함	27
폐용	118
폭언 · 폭력	142

하 행

한약	92
함께하는 것	27
항정신병약	242
항콜린작용	242
해피엔드 오브 라이프 케어	19
행동 · 심리증상(→ BPSD참조)	16
행동장애형전두측두형인지증	236
혈관성 인지증	234
화장	99
환각	132, 133
활약의 장	202
휠체어	76
흥분	143
힙프로덱터	79

편저자 소개

- **야마구치 하루야스**
- **다나카 유키코**
- **대성회 인지증 서포트팀**

- 야마구치 하루야스 : 1장(1, 2), 2장(4, 6, 9), 3장(13, 26, 27), 6장(54, 55), 7장(59~64) 담당.
- 도야 사야카 : 노인간호 전문간호사(군마대학 대학원 수료, 보건학 석사). 특양 구야하라 · 연구연수부장. 해피엔드 오브 라이프 케어를! 2장(5, 11), 3장(14, 16, 20), 4장(35), 6장(58) 담당.
- 다니카와 쓰카사 : 약사. 제약회사와 조제약국 근무를 거쳐 현재 우치다병원 약국장으로 있음. 3장(20), 7장(65) 담당.
- 야마가미 데쓰야 : 이학요법사(군마대학 대학원 수료, 보건학 박사). 다카사키 건강복지대학 보건의료학부 이학요법학과 · 강사. 대성회 비상근이학요법사. 3장(19), 4장(34, 38) 담당.
- 야스하라 지아키 : 이학요법사(요코하마 리허빌리테이션 전문학교 졸업). 인지증 사람에게도 포기하지 않는 재활을. 2장(10), 3장(17, 18, 21~23), 4장(33) 담당.
- 오나카 고스케 : 임상심리사(데쿄대학대학원 석사과정 수료). 인지증질환의료센터에서 심리검사 및 심리지원 등을 담당. 2장(8), 3장(12, 15), 4장(30~32, 36) 담당.
- 호시노 마유미 : 사회복지사 · 정신보건복지사 · 개호지원전문원. 인지증 질환의료센터 연계담당으로 지역연계와 지역공헌 등에 분투 중. 5장(39~43, 45~53) 담당.
- 다나카 유키코 : 1장(3), 2장(7), 3장(24, 25), 4장(28, 29, 37), 5장(44), 장(56, 57) 담당.

⊙ **추천 서적**
- 야마구치 하루야스 저 『인지증의 올바른 이해와 포괄적 의료 · 케어 포인트 유쾌한 뇌활성화 리허빌리테이션으로 진행을 막자 제2판』 협동의료출판사(2010)
- 혼다 미치코, 이브 지네스트, 로제트 말레스코티 저 『위마니튀드 입문』의학서원(2014)
- 미즈노 히로시 저 『실천 퍼슨 센타드 케어』 월드플래닝, 2008

치매 환자와 가족 모두가 편해지는
인지증(치매) 케어 비결

초판 1쇄 인쇄일 | 2016년 7월 15일
초판 1쇄 발행일 | 2016년 7월 20일

편자	야마구치 하루야스 / 다나카 유키코
저자	우치다병원 인지증 서포트팀
감수	이승연(희연병원 신경1과장)
번역	박민희, 양서희(희연병원 한일교류팀)
표지	황성구(희연병원 디자이너)
일러스트	안도 수풀
펴낸곳	북마크
펴낸이	정기국
관리	안영미

주소	서울특별시 동대문구 왕산로23길 17(제기동) 중앙빌딩 305호
전화	(02) 325-3691
팩스	(02) 6442-3690
홈페이지	www.bmark.co.kr
등록	제 303-2005-34호(2005.8.30)

ISBN	979-11-85846-52-1 13510
값	20,000원

※잘못된 책은 바꾸어 드립니다.

RAKU NI NARU NINCHISHO CARE NO KOTSU
by Haruyasu Yamaguchi, Yukiko Tanaka
Copyright ⓒ2015 Haruyasu Yamaguchi, Yukiko Tanaka
All rights reserved.
Original Japanese edition published by Gijyutsu-Hyoron Co., Ltd., Tokyo

This Korean language edition published by arrangement with Gijyutsu-Hyoron Co., Ltd.,
Tokyo in care of Tuttle-Mori Agency, Inc., Tokyo through SHIN WON AGENCY CO., Seoul.